GÜTERSLOHER
VERLAGSHAUS

Gütersloher Verlagshaus. Dem Leben vertrauen

Petra Meyer

Schmerz grenzen

Unterwegs mit Ärzte ohne Grenzen

Gütersloher Verlagshaus

Bibliografische Information der Deutschen Nationalbibliothek
Die Deutsche Nationalbibliothek verzeichnet diese Publikation
in der Deutschen Nationalbibliografie; detaillierte bibliografische Daten
sind im Internet über http://dnb.d-nb.de abrufbar.

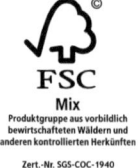

FSC
Mix
Produktgruppe aus vorbildlich
bewirtschafteten Wäldern und
anderen kontrollierten Herkünften
Zert.-Nr. SGS-COC-1940
www.fsc.org
© 1996 Forest Stewardship Council

Verlagsgruppe Random House
FSC-DEU-0100
Das für dieses Buch verwendete
FSC-zertifizierte Papier *Munken Premium*
liefert Arctic Paper Munkedals AB, Schweden.

1. Auflage
Copyright © 2008 by Gütersloher Verlagshaus, Gütersloh,
in der Verlagsgruppe Random House GmbH, München

Umschlaggestaltung: schwecke.mueller Werbeagentur GmbH, München
Umschlagmotiv: © fotolia
Satz: Katja Rediske, Landesbergen
Druck und Einband: GGP Media GmbH, Pößneck
Printed in Germany
ISBN 978-3-579-06979-1

www.gtvh.de

INHALT

Vorwort   7

Von Angst und fliegenden Steinen   10
Angola: Seuche
(Christian Katzer)

Wenn die Trauer einfriert   32
Kolumbien: Psychologische Hilfe
(Petra Wünsche)

Tanz der Hoffnung   54
Sierra Leone: Chirurgie
(Volker Herzog)

Die Zeit ist reif   76
Malawi: HIV/Aids
(Ulrike von Pilar)

Frust im Bauch   98
Irak: Nachkriegsversorgung
(Marieluise Linderer)

Die Zauberkraft der süßen Paste   120
Niger: Unterernährung
(Katrin Hasselmann)

Gefängnis unter freiem Himmel   140
Sudan: Vertreibung
(Matthias Hrubey)

Alarmsignale von Körper und Seele   165
Unabhängigkeit beginnt im Kopf   180
Danksagung   189

Vorwort

Sieben humanitäre Helferinnen und Helfer berichten in diesem Buch über ihre Arbeit: drei Ärzte, eine Krankenschwester, ein Logistiker, eine Projektleiterin und eine Psychologin. Sie alle waren mit »Ärzte ohne Grenzen« unterwegs. Ihre Geschichten erzählen von Erfolgen und Misserfolgen, von Ängsten und Zweifeln, von Dankbarkeit, Freude und dem Gefühl des Versagens. Sie schildern, wie Menschen inmitten von Krieg, Gewalt und Leid zu überleben versuchen und wie dabei vor allem für die Betroffenen, aber auch für die Helfer, mitunter Schmerzgrenzen weit überschritten werden. Es sind sehr persönliche Geschichten, rekonstruiert aus Erinnerungen, Tagebüchern, Veröffentlichungen, Projektberichten und Briefen an Freunde oder Verwandte. Geschichten, die nachspüren lassen, was es heißt, wenn eine erfahrene Helferin sagt: »Jeder verändert sich im Projekt.«

Humanitäre Helfer gelten oft als selbstlose Helden, als »Gutmenschen« schlechthin, weil sie beherzt dorthin gehen, wo viele nicht sein möchten: in Kriegs- und Krisengebieten. Doch Uneigennutz allein reicht nicht aus. »Wer nichts als seinen Altruismus hat, wird scheitern«, sagte mir eine Ärztin in einem langen Gespräch. Denn in Katastrophengebieten gelten eigene Spielregeln, die die Helfer anfangs selten durchschauen, die sie häufig kaum beeinflussen können und die aus der vermeintlich einfachen Geste des Helfens oftmals ein schwieriges Unterfangen machen.

Angesichts der großen Not kehrt so mancher zudem mit der bitteren Erkenntnis zurück, dass humanitäre Hilfe in ihrer Wirkung sehr bescheiden bleibt. Nichtsdestotrotz ist sie bisweilen die einzige, die Not leidende Menschen erhalten und somit unentbehrlich. Wer würde sonst Tausende schwer unterernährte Kinder ernähren, Schwerverletzte operieren, den Ausbruch einer tödlichen Seuche stoppen oder sich für bezahlbare Aidsmedikamente einsetzen? Wer die Augenzeugenberichte der Menschen liest, die im Sudan, im Irak oder in Kolumbien in einem ständigen Klima der Gewalt zu überleben versuchen, wird am Sinn der humanitären Hilfe nicht zweifeln. Wenngleich politische Lösungen unbestritten wichtiger wären.

Zugegeben, nicht immer läuft alles glatt. Doch dort, wo Krieg und Gewalt herrschen, wo eine Seuche grassiert und zu wenige Helfer vor Ort sind, herrscht oft Chaos. In diesen verfahrenen Situationen gibt es meist keine einfachen Entscheidungen, »richtig« und »falsch« liegen gelegentlich nah beieinander. Nicht selten geht es darum, zwischen zwei Übeln abzuwägen. Wieviel Gefahr nimmt man in Kauf, bevor die Mitarbeiter aus einem Projekt abgezogen und die Patienten sich selbst überlassen werden? Darf man die Hilfe für ein ganzes Dorf aufs Spiel setzen, um ein einziges Kind zu retten? Wann protestiert man öffentlich gegen Gewalt und riskiert, des Landes verwiesen zu werden? Pauschale Antworten darauf gibt es nicht. Stets zählt der Einzelfall.

Den sieben Projektgeschichten folgen Ausführungen über Trauma und Burnout. Denn humanitäre Helfer, egal welcher Organisation, werden in ihren Projekten häufig mit Tod und großem Leid konfrontiert. Sie erleben alltägliche Gewalt, Zerstörung und zerrissene Gesellschaften. Ihre persönliche Fähigkeit, sich auf andere Menschen einzulassen und mit ihnen zu fühlen, ist eine wichtige Voraussetzung für ihre Arbeit. Zugleich aber belastet sie die Helfer, schwächt sie, wenn sie nicht genügend Abstand halten und zu wenig auf ihr Wohlergehen achten. Selbstfürsorge angesichts großer Not ist eine schwierige Gratwanderung – gleichwohl eine außerordentlich wichtige.

Abschließend ein Blick darauf, warum es für »Ärzte ohne Grenzen« so wichtig ist, unabhängig, unparteilich und neutral zu sein. Und warum die Organisation diese Werte so hoch hält in Zeiten, in denen einige Politiker humanitäre Hilfe als legitimes Mittel der Außenpolitik betrachten.

Humanitäre Hilfe ist weit mehr als das Verteilen mildtätiger Gaben. Ich würde mich freuen, wenn die sieben Geschichten dies zeigen. Und obendrein, wie komplex, wie frustrierend manchmal und doch ungemein wichtig diese Arbeit ist.

Petra Meyer

Von Angst und fliegenden Steinen

CHRISTIAN KATZER

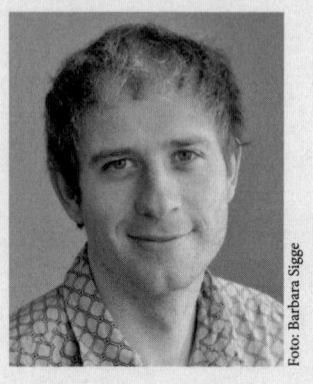

Foto: Barbara Sigge

Jahrgang 1973, ist diplomierter Bauingenieur. Er arbeitet zunächst für ein Bauprojekt in Berlin. 1999 geht er zum ersten Mal als Logistiker mit »Ärzte ohne Grenzen« nach Liberia. Es folgen Projekte in verschiedenen Positionen in Osttimor, Somalia, Uganda, Afghanistan, Gabun, Angola und dann erneut Liberia sowie Somalia. In der Berliner Zentrale der deutschen Sektion arbeitet er mehrere Jahre in der Personalabteilung, die er zeitweise auch leitet. Seit 2007 ist er dort als Programmberater tätig.

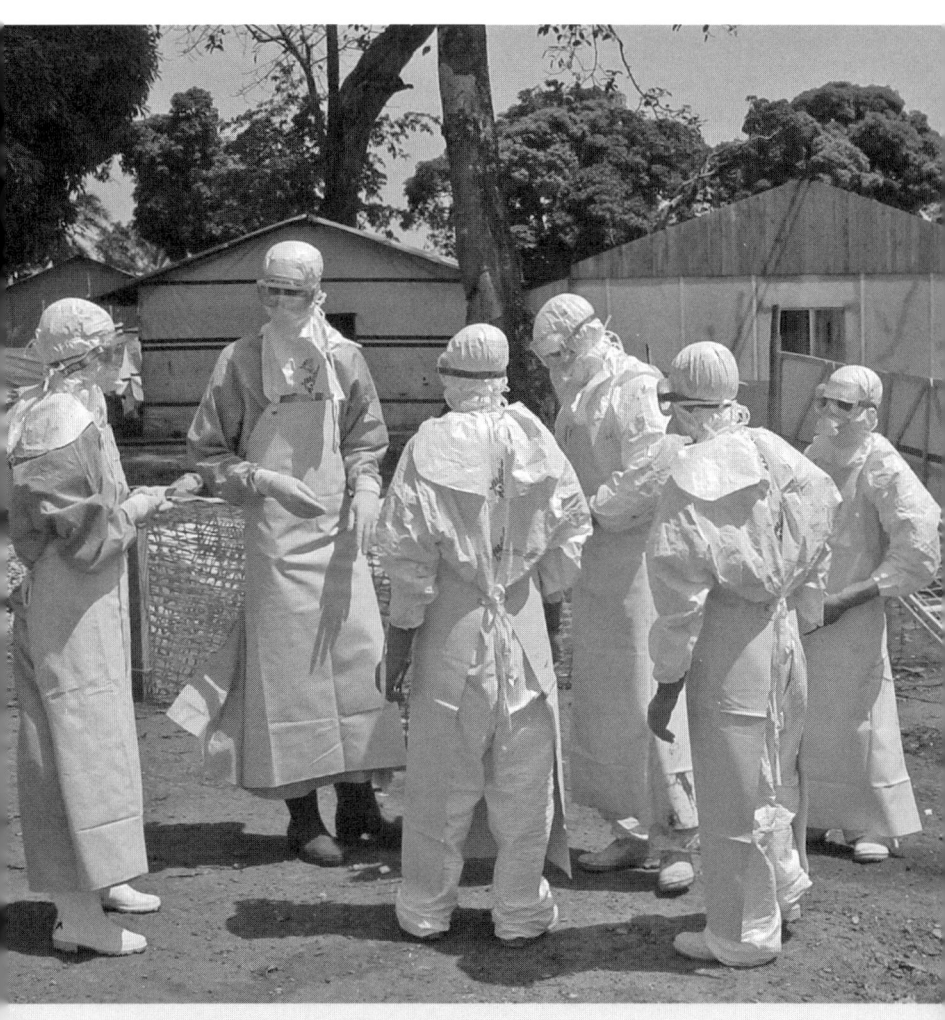

Christian Katzer (2. v. l.) mit seinem Team.
Foto: »Ärzte ohne Grenzen«

Zehn Tage nur. Länger kann Christian Katzer auf keinen Fall. Monica Castellarnau fällt trotzdem ein Stein vom Herzen, als er zusagt. Händeringend sucht die Projektleiterin Kollegen wie ihn, die Erfahrung mit hämorrhagischem Fieber haben: mit Infektionen also, die zu Blutungen führen und meist tödlich enden. Der 32-jährige Berliner Christian Katzer passt perfekt. Zweimal hat er bereits als Logistiker mit dem gefährlichen Ebolavirus zu tun gehabt. Jetzt soll er nach Angola reisen, wo bereits seit einigen Monaten das hochansteckende Marburg-Fieber wütet, dessen Erreger eng mit dem Ebolavirus verwandt ist.

Doch Christian zögert anfangs. »Nach beiden Ebolaprojekten wurde ich krank, war fiebrig. Nicht vom Virus, nur vor Erschöpfung«, sagt er. Obwohl er beide Male nicht an eine Infektion glaubte, rasten damals die Gedanken in seinem Kopf: Habe ich mich angesteckt? Wann, wie, wo? Nein, bestimmt nicht. Oder vielleicht doch? Mit wem hatte ich seitdem Kontakt? Nein, es ist bestimmt harmlos.

Dass er nicht infiziert war, glaubte Christian deshalb, weil er bei einem früheren Einsatz nachverfolgt hatte, auf welche Weise sich seine 19 ugandischen Kollegen mit Ebola angesteckt hatten. »Jede Infektion konnten wir auf Nachlässigkeit zurückführen, auf Fehler im Selbstschutz«, erinnert er sich. Er selbst war jedoch bei den Einsätzen sehr vorsichtig. Trotzdem erlebte er beide Male kurze panikartige Momente, als er fiebrig wurde. Ähnlich wie seine Freundin und Eltern. »Ich habe ihre Unsicherheit und Angst gespürt, auch wenn sie mir vertrauten«, sagt er heute. Gefühlsmäßig dauerte es beide Male quälend lange, bis er von den Tropenmedizinern der Berliner Charité die erlösende Antwort erhielt, dass er sich nicht angesteckt hatte.

Als Monica Castellarnau ihn für den Einsatz in Angola anfragt, weiß er zuerst nicht, ob er das alles noch einmal erleben will, zumal er mittlerweile einen zweijährigen Sohn hat. Doch schließlich sagt er zu.

—

Am 28. März 2005 landet Christian gegen Mittag auf dem kleinen Flughafen in Uige, im Norden Angolas. Die Piloten der kleinen gecharterten Maschine sind besorgt, sie wollen keine Sekunde länger bleiben als nötig. Die mitgebrachten Hilfsgüter werden in Windeseile ausgeladen, und ein paar Minuten später hebt die Maschine wieder ab. Weg von Uige, der Stadt, die als Herd des Marburg-Fieber-Ausbruches gilt.

Die Unruhe der Flugzeugführer kommt nicht von ungefähr. Acht Tage zuvor fliegen dieselben Piloten die Kinderärztin Maria Bonino aus. Sie ist fiebrig. Mit Verdacht auf Marburg-Fieber wird sie in die Hauptstadt Luanda gebracht, wo sie wenige Tage später an diesem hämorrhagischen Fieber stirbt. Die damals 52-jährige Medizinerin hat zwei Jahre lang für die italienische Hilfsorganisation »Medici con Africa« im Krankenhaus von Uige gearbeitet.

Das erste Opfer ist sie jedoch nicht. Seit Monaten schon sterben ungewöhnlich viele Kinder auf der Kinderstation des Provinzkrankenhauses in Uige. Marburg-Fieber vermutet jedoch anfangs niemand. Denn hohe Sterblichkeitsraten bei unter Fünfjährigen sind nicht ungewöhnlich in Angola. Nach fast drei Jahrzehnten Bürgerkrieg liegt das Gesundheitssystem des Landes am Boden, die Menschen sind arm, die hygienischen Verhältnisse vielerorts prekär. Auch vertrauen viele Menschen eher einem traditionellen Heiler als den Ärzten einer staatlichen Klinik. Werden die Kinder schließlich doch eingeliefert, ist die Krankheit meist sehr weit fortgeschritten und endet nicht selten tödlich.

Hinzu kommt: Die ersten Anzeichen von Marburg-Fieber können leicht mit anderen Krankheiten wie Malaria, Gelbfieber oder Typhus verwechselt werden. Die Beschwerden setzen nach einer Inkubationszeit von drei bis neun Tagen abrupt ein: Fieber, Schüttelfrost, heftige Kopf- und Gliederschmerzen. Erst dann folgen wässriger Durchfall, Magenkrämpfe, Übelkeit und Erbrechen. Später treten manchmal Blutungen unterschiedlicher Art auf, oder es kommt zu Organversagen.

An Marburg-Fieber denkt auch deshalb niemand, weil bei früheren Ausbrüchen in erster Linie Erwachsene starben. In Uige aber sind es anfangs vor allem kleine Kinder. Und so dauert es, bis jemand hartnäckig genug Alarm schlägt. Die amerikanischen »Centers for Disease Control« (CDC) in Atlanta bestätigen am 21. März 2005, dass es sich bei neun der zwölf Blutproben von Verstorbenen tatsächlich um das gefürchtete Marburg-Fieber handelt: eine seltene Krankheit, über die nicht viel bekannt ist und für die es keine Medikamente oder Impfung gibt. Menschen infizieren sich, wenn sie mit den Körperflüssigkeiten einer erkrankten Person in Berührung kommen: Schweiß, Blut, Speichel, Urin, Sperma oder Erbrochenem.

Das erste Mal taucht das Virus 1967 in der hessischen Stadt Marburg auf, als Laborangestellte mit Affen arbeiten, die aus Uganda importiert wurden. Sieben Menschen sterben damals. Danach werden einzelne Fälle von Erwachsenen aus Südafrika und aus Kenia gemeldet. Den einzigen wirklich großen Ausbruch von Marburg-Fieber gibt es 1998–2000 in der Demokratischen Republik Kongo. Arbeiter einer Goldmine in der nordöstlichen Stadt Durba erkranken zuerst. Von 154 Infizierten sterben schließlich 128.

—

Als Christian Katzer Ende März in Uige ankommt, sind in Angola bereits mehr als 100 Marburg-Tote offiziell bestätigt. Nach einer kurzen Besprechung mit Monica Casteallarnau, der Projektchefin, fährt er mit seinen Kollegen Pete Thomson, Wasser- und Sanitärexperte, und Luis Encinas, medizinischer Koordinator, ins Hospital. Sie wollen dort möglichst viele Informationen sammeln und einen Aktionsplan für die nächsten Tage erstellen.

Der Direktor führt sie über das weitläufige Gelände des Provinzkrankenhauses: ein geradezu malerischer Ort mit mehreren großen Gebäuden im Kolonialstil, grünen Rasenflächen, angelegten Blumenbeeten und hohen Palmen. Als sie an der etwas abgelegenen Leichenhalle ankommen, blinken bei Christian plötzlich alle Alarmlampen auf: »Da geht ja ein Mann ein und aus. Ohne Schutzkleidung!« Da das Virus auf verseuchten Oberflächen mehrere Tage überleben kann und selbst Leichen noch kurze Zeit hochinfektiös sind, ist größte Vorsicht geboten. Christian und seine beiden Kollegen sind völlig überrascht, dass die Leichenhalle überhaupt noch in Betrieb ist.

Bevor sie dort eintreten, steigen sie zum ersten Mal in ihre Schutzanzüge – eine lästige und anstrengende Prozedur, die sich in den kommenden Tagen unzählige Male wiederholen wird. Es dauert mindestens 20 Minuten, bis sie alles angelegt haben: den wasserabweisenden Chirurgenmantel, darüber eine schwere Schürze, Gummistiefel, Maske, Brille, Kopfschutz und zwei Paar Handschuhe. Kein Fitzelchen Haut darf zu sehen sein. Und das bei 35 Grad Hitze im Schatten. Die drei Männer vereinbaren, dass Christian für die Desinfektion und die Sicherheit von Pete und Luis zuständig ist. Er schnallt sich also einen Kanister mit hochprozentiger Chlorlösung auf den Rücken, denn das aggressive Virus ist leicht mit Chlor abzutöten.

Dann gehen sie rein. Die Halle ist extrem voll. Überall liegen Leichen herum, auch auf dem Boden. Vier Kühlboxen mit jeweils drei Fächern gibt es. Beim Öffnen sehen sie, dass einige doppelt belegt sind, vor allem die Kinderboxen. Ein Fach ist kaputt und kühlt nicht mehr. Der süßsauere Gestank, der ihnen beim Aufmachen entgegenkommt, ist unerträglich. Fliegen schießen heraus, die drei wenden den Blick ab. Auch ohne hinzusehen wissen sie, was in den nächsten Tagen auf sie zukommt, wenn sie die Leichenhalle leeren und säubern müssen.

Christian beobachtet Pete und Luis die ganze Zeit sehr genau und sprüht sie ab, sobald sie etwas angefasst haben. Er warnt sie auch, wenn sie unüberlegt handeln oder Sicherheitsregeln übertreten. »Schattenarbeit« nennt er das. Gelernt hat er die Methode beim Ebola-Einsatz in Uganda.

Es ist schon später Nachmittag, als sie die Leichenhalle verlassen und abschließen. Sie müssen sich beeilen, wenn sie die ehemalige Kindernotaufnahme noch sehen wollen, den Ort, von dem aus sich das Virus vermutlich verbreitet hat.

Völlig unvorbereitet auf das, was sie erwartet, betreten sie in ihren Schutzanzügen das kleine, niedrige Gebäude. Im ersten Raum liegen viele gebrauchte Schutzanzüge auf dem Boden verstreut, als hätte sie sich jemand in aller Eile vom Leib gerissen und in die Ecke geworfen. Dazwischen zerbrochene Glaskanülen und benutzte Spritzen. Keine Frage, das ganze Material ist verseucht. Doch es kommt noch schlimmer.

Im nächsten Raum, in dem es wegen der einsetzenden Dämmerung schon fast dunkel ist, liegen fünf Frauen auf dem Boden, wimmernd, in ihrem eigenen Urin, Kot und Erbrochenem. Ein Alptraum. Luis tritt fast auf eine der Frauen, sie starrt ihn an und bittet verzweifelt um Hilfe. Ihm bleibt die Luft weg, Schwindel überkommt ihn. Pete sieht es und schickt Luis raus, an die frische Luft. Pete und Christian legen die Frauen zurück auf ihre Matten und geben ihnen etwas zu trinken. Im Moment können sie als Logistiker nicht mehr für sie tun.

Sie verlassen die Station und atmen draußen tief durch. Niemand spricht. Keiner kann dem anderen in die Augen sehen.

Für ein paar Minuten bleibt jeder mit den Bildern im Kopf allein. Den Schrecken, die Ohnmacht, die Würdelosigkeit kapseln sie ein. Dann fahren sie zurück zu ihrer Unterkunft. Um 18 Uhr ist es dunkel in Uige, und bis dahin müssen sie zurück sein, aus Sicherheitsgründen.

—

Bis spät in die Nacht hinein diskutieren die drei Männer mit ihrer Chefin und dem Team, wie es in den nächsten Tagen weitergehen soll. Ihr Plan: die Kindernotaufnahme von verseuchtem Material zu säubern und als Isolierstation aufzubauen, um die Patienten angemessen versorgen zu können. Gleichzeitig wollen sie an einer anderen Stelle eine größere, neue Isolierstation errichten. »An dem Abend fühlte sich der Plan machbar an«, erinnert sich Christian.

Ein Trugschluss, wie sich zeigen wird. Nicht nur, dass Pete und er zu dem Zeitpunkt die beiden Einzigen im Team sind, die bereits Erfahrung mit hämorrhagischem Fieber haben. Hinzu kommt, dass in einem solchen Projekt von Anfang an die Logistiker die erste Geige spielen. Erst wenn sie die Isolierstation so aufgebaut haben, wie es das Handbuch für hämorrhagisches Fieber vorsieht, können die Mediziner mit ihrer Arbeit loslegen. Die Sicherheit der Patienten und des Personals hat absolute Priorität. Da Christian angesichts der völlig verseuchten Kindernotaufnahme kein Risiko eingehen möchte, will er zunächst einmal nur mit Pete in der kontaminierten Zone arbeiten.

Erst am nächsten Morgen nehmen die beiden Logistiker richtig wahr, wie viel Müll in der ehemaligen Kindernotaufnahme, in den angrenzenden Latrinen, in allen Ecken um das Gebäude herum liegt. Alles muss verbrannt oder in tiefen Gruben entsorgt werden. Das dauert. Zumal sie in ihrer Schutzkleidung unendlich schwitzen und sich nur langsam bewegen können. Gleichzeitig leiten sie ihre Kollegen an, die im »sicheren« Außenbereich arbeiten: Zäune müssen her, um die Station vor unbefugten Besuchern zu schützen, riesige Wasser- und Chlortanks installiert, Betten gebaut und Wege mit Kies angelegt werden, damit bei Regen der Dreck nicht an den Schuhen kleben bleibt.

Und dann passieren Dinge, die sie mit ihrem technischen Blick einfach übersehen haben. Als sie morgens zur Kindernotaufnahme kommen, verlässt gerade die Mutter einer Patientin das Gebäude. Sie hat Essen gebracht. Eine schnelle Lösung muss her, denn in Angola übernimmt meist die Familie die Pflege und Versorgung der Kranken. Aber ungeschützt? Undenkbar.

Die Gespräche mit den Angehörigen kosten Zeit. Zeit, die die beiden nicht haben. So zumindest ist ihr Gefühl. Und sie sind emotional anstrengend: »Die Angehörigen sind natürlich ängstlich und verstört. Sie kennen uns nicht, wir stecken in unseren Schutzanzügen, machen strenge Vorschriften und bestimmen, dass nur eine Person pro Familie in die Isolierstation darf – und zwar in Schutzkleidung«, sagt Christian. Und all das nicht etwa auf Portugiesisch, der ehemaligen Kolonialsprache Angolas, sondern in einem Mischmasch aus Englisch, einzelnen spanischen Wörtern und viel nonverbaler Gestik und Mimik – für beide Seiten nicht gerade eine leichte Übung.

Abends verhandeln die beiden Logistiker hart mit ihrer Chefin: Christian und Pete wollen länger als nur bis 18 Uhr arbeiten. Da es im Krankenhaus kein elektrisches Licht gibt, bauen ihre Kollegen von außen mit Generatoren und den Scheinwerfern ihrer Autos eine Art Flutlichtanlage auf. Doch irgendwann geht nichts mehr. Christian wird schwindelig unter seinem Vollschutz, er setzt sich hin, muss raus. Pete desinfiziert ihm die Hände, damit er die Maske abnehmen und besser atmen kann. Ein klares Zeichen, dass sie für heute ihre Arbeit abbrechen müssen.

—

Zurück in ihrer Unterkunft lockt als Belohnung ein Bier. Und die »Dusche«. Anfangs sind sie 16 Leute im Team, haben drei Räume und schlafen auf Matratzen auf dem Boden. In den ersten Tagen gibt es kein fließendes Wasser und nur ein Bad. Jeder darf zehn Minuten morgens rein und bekommt zehn Liter Wasser im Eimer. Das muss reichen. »Alle halten sich daran, keiner meckert«, sagt Christian. Allerdings beschließt das Team bereits am ersten Abend, dass Pete und er die doppelte Menge Wasser täglich bekommen, weil sie den ganzen Tag in Schutzkleidung arbeiten müssen.

Auch sonst ist das Leben eher karg in dieser Zeit. Essen aus Dosen, Spaghetti, Thunfischsalat mit Mayonaise und Weißbrot. Kein frisches Gemüse oder Obst vom Markt: zu gefährlich, es könnte verseucht sein. Auch Restaurantbesuche sind verboten. Überhaupt gibt es einige Sicherheitsregeln, die anders sind als in sonstigen Projekten. So ist Körperkontakt ein Tabu: Küsse zur Begrüßung oder zum Abschied, Umarmungen, Händeschütteln – alles ist untersagt, um das Infektionsrisiko zu verringern.

Am nächsten Tag bricht der ehrgeizige Arbeitsplan der beiden Logistiker vollends zusammen. Bei der morgendlichen Besprechung der wenigen Organisationen, die in Uige arbeiten, kommen neue Aufgaben auf den Tisch. Die Weltgesundheitsorganisation (WHO) bittet darum, dass »Ärzte ohne Grenzen« die Toten in der Stadt einsammelt. Den Vorschlag ablehnen nützt nichts, es gibt niemanden sonst, der den Job übernehmen könnte, zumal von den vielen infizierten Leichen ein sehr hohes Ansteckungsrisiko ausgeht.

Christian überlässt also Pete die Isolierstation und übernimmt den neuen Job. Es bleibt ihm nichts anderes übrig, als jetzt angolanische Kollegen anzulernen. Egal, wie lange es dauert. Vier Leute braucht er mindestens. Nicht gerade ein leichtes Unterfangen, denn die Menschen in Uige haben Angst vor der Krankheit. Wer sich freiwillig für diese Arbeit meldet, muss mit ungeheurem Druck von der Familie oder der Gemeinde rechnen.

Da es keine Medikamente gibt, um Marburg-Fieber zu behandeln, kann der Ausbruch nur dadurch eingedämmt werden, dass Infizierte möglichst schnell isoliert und Tote umgehend und sicher begraben werden. Zudem müssen alle Personen aufgespürt werden, die mit den Infizierten in Kontakt gekommen sind. Rein technisch gesehen hört sich das eilige Vorgehen klug an. Doch wo Unwissenheit und Angst im Spiel sind, reagieren Menschen panisch, unwillig und abweisend. Darüber denkt Christian zu diesem Zeitpunkt aber nicht nach. Für ihn ist die Aufklärung der Bevölkerung von Uige eine Aufgabe der Regierung. Er selbst muss möglichst schnell neue Mitarbeiter finden und einarbeiten. Das Fieber hat mittlerweile schon mehr Menschen in Angola getötet als drei Jahre zuvor im Kongo.

—

In voller Schutzkleidung, mit Maske, Kopfbedeckung und Handschuhen, klettern die vier neuen angolanischen Kollegen am nächsten Tag auf die Ladefläche des roten Lieferwagens und los geht's. Quer durch die Stadt, bis zum Markt, wo sie die erste Tote abholen sollen. Den Menschen in Uige verschlägt es den Atem, als der Wagen mit den Männern, die wie Astronauten aussehen, an ihnen vorüberbraust. Einige wenige Passanten lachen, die meisten aber erschrecken.

»Total unsensibel«, wird es später heißen, als die interne Kritik auf Christian niederprasselt. »Zu Recht«, sagt er rückblickend. »Mir war schlicht nicht klar, dass die Menschen in Uige noch ahnungslos waren. Beim Ebola-Ausbruch in Uganda haben wir es genauso gemacht, aber da lief eine perfekte Aufklärungskampagne.«

Gegen 14 Uhr kommt der Wagen am Markt an. Auch ein Mitarbeiter der WHO ist anwesend. Die Augen aller richten sich auf die mysteriösen Männer in ihren weißen Anzügen, blauen Kopfmasken und grünen Gummihandschuhen. »Marslandung«, denkt Christian selbst kurz, vergisst den Gedanken aber sofort wieder. Sie steigen ab und nähern sich dem Haus, vor dem lautes Klagegeschrei ertönt. Ergreifend, einschüchternd. »Das hat uns allen fast die Hosen ausgezogen!«, erinnert sich Christian.

Er bespricht sich kurz mit dem Kollegen von der WHO, ob sie wegen der Totenklage ihre Aktion abbrechen sollen. Doch sie wollen weitermachen. Christian schaut seinen neuen angolanischen Kollegen so fest in die Augen, wie es durch die dicke Schutzbrille geht, redet leise aber bestimmt auf sie ein. Am liebsten möchten sie weglaufen, das spürt er deutlich. Gleichzeitig nähern sich die vielen Menschen vom Markt. Auf wenigen Metern nur verändert sich die Masse der Neugierigen in eine zunehmend bedrohliche Meute. Ein Mann mit einem Knüppel in der Hand kommt auf sie zu.

Aus dem Nirgendwo taucht zu ihrer Rettung plötzlich ein Mann auf, der Älteste. Christian spricht mit ihm, erklärt ruhig, was er machen möchte und bittet ihn um Hilfe: Die Meute muss weg, er braucht Platz. Der Älteste versteht, willigt ein und schiebt die Menschen mit seiner Autorität 30 Meter zurück.

Christian tritt mit seinem Team in das Haus der Verstorbenen und schließt die Tür. Für einen kurzen Moment tritt gespenstische Ruhe ein. Nur die Tür trennt sie von der Außenwelt. Drinnen sind sie jetzt mit der Toten allein. Sie sprühen sie mit Chlor ab, öffnen den Leichensack, heben sie hinein, legen einige Gegenstände mit in den Sack, die die Verstorbene zuvor möglicherweise berührt hat und ziehen den Reißverschluss zu. All das dauert einige Minuten. Die neuen Kollegen arbeiten noch unsicher. Christian bittet die Männer erneut, aufeinander zu achten und sehr aufmerksam zu sein. Dann desinfizieren sie den Raum gründlich, heben zu viert den Sack hoch, atmen durch und treten vor die Tür ins Sonnenlicht.

Dieser Moment ist besonders schwierig. Am liebsten würden die vier unter ihren Anzügen schwitzenden Männer die Tote jetzt schleunigst auf die Ladefläche des Wagens legen und sich in größter Eile davonmachen. Christian weiß um ihren starken Fluchtimpuls. Doch es hilft nichts. Zuerst müssen sie die Tote erneut ablegen. Dann sprüht Christian jeden einzelnen der Männer sorgfältig mit Chlor ab, zuletzt ist er selbst dran. Die umherstehenden Menschen starren sie an, beobachten jede Bewegung. Der Älteste mitten unter ihnen. Er hält den Männern weiterhin den Rücken frei. Mehr als erleichtert fahren sie einige Minuten später davon. Lange währt die Atempause jedoch nicht. Der nächste Tote wartet nur einige Straßen weiter.

Trotz der angespannten Lage fühlt sich Christian sicher in der Art und Weise, wie er vorgeht. Seine kleinen psychologischen Tricks, aber auch seine diversen Handgriffe hat er sich von Daniel Bausch abgeguckt, der mit ihm während der Ebola-Einsätze in Uganda und Gabun gearbeitet hat und für die CDC, tätig war. Die »Centers for Disease Control and Prevention« (CDC) sind eine staatliche Behörde der Vereinigten Staaten, die die Bevölkerung vor Infektionskrankheiten und Seuchen schützt. Bausch ist eine der wenigen Koryphäen auf dem Gebiet des hämorrhagischen Fiebers. »Ich habe Dan damals genau beobachtet, wie er sich schützt, wie er eine Hütte betritt oder mit den Toten umgeht. Jeden Handgriff habe ich in mein Gedächtnis kopiert!«, so Christian.

—

Als sie an diesem Tag den zweiten Leichnam einsammeln wollen, ist der Mann von der WHO plötzlich verschwunden. Er ist derjenige, der weiß, wo die Toten abzuholen sind, denn er hat zuvor mit der Familie Kontakt gehabt. Er ist auch derjenige, der für die Sicherheit vor Ort zuständig ist. Da das Team nicht weiß, wohin es muss, fragt sich Pepa bei Passanten durch. Die Spanierin ist die einzige Frau im Team, eine Psychologin.

Josefa Rodriguez, kurz Pepa genannt, begleitet Christian von Anfang an bei allen Touren. Die beiden verschmelzen über die Tage zu einem perfekten Team. Die Psychologin macht sich zunächst als Dolmetscherin verdient. Sie ist es, die hauptsächlich mit den angolanischen Kollegen spricht, bei Hausbesuchen den Angehörigen alles erklärt und stets in normaler Straßenkleidung herumläuft, nie im Schutzanzug. Pepas Englisch ist so schlecht wie Christians Spanisch, aber die beiden verstehen sich so gut, dass ihre nonverbale Kommunikation wunderbar klappt.

Als sie vor dem Haus des zweiten Toten ankommen, erregen sie erneut Aufmerksamkeit, die Spannung vor dem Haus des Toten knistert unheilvoll. Einige Männer hocken auf dem Dach. Christian bittet nun Pepa, die Menschenmenge in Schach zu halten. Wie immer die Psychologin das auch macht, es gelingt ihr – mit Charme, gutem Zureden und wohl einer dicken Portion Anfängerglück. Eine halbe Stunde später bringen sie die beiden Toten zum Friedhof und begraben sie in zwei Metern Tiefe. Bei der abendlichen Besprechung gesteht Pepa, dass die Situation vor dem Haus des zweiten Toten mehr als grenzwertig für sie war.

In den kommenden Tagen ist die WHO-Liste mit den Toten, die von Christians Team abzuholen sind, stets so lang, dass das

Team nie alle schafft. Uige ist eine weitläufige Stadt mit einer halben Million Einwohner. Zwar gibt es einige asphaltierte Hauptstraßen, doch durch die einzelnen Stadtviertel schlängeln sich nur enge, erdige Gassen. Straßennamen oder Hausnummern fehlen meist. Das Team muss sich mit Beschreibungen wie »das dritte Haus hinterm letzten Mangobaum« zufrieden geben. Eine Tour zwischen dem Krankenhaus, dem Haus des Toten und dem Friedhof kann zwischen einer und drei Stunden dauern. Immer sitzt dem Team die Zeit im Nacken.

—

Am 1. April abends ist die kleine Isolierstation fertig. Vier Tage hat es gedauert. Die einzelnen Räume sind strikt voneinander getrennt. Im orangen Raum liegen diejenigen Patienten mit Verdacht auf Marburg-Fieber, im roten Raum die bestätigten Fälle. Es gibt noch einen dritten Raum für diejenigen, die wieder auf dem Weg der Besserung sind. Aber der ist leer. Alle Patienten sind bislang gestorben. Für die Ärzte ist die Arbeit auf der Station sehr frustrierend, nichts können sie gegen das Virus ausrichten. Es gibt keine Therapie. Sie können nur mit Schmerzmitteln einige Symptome lindern, die Kranken waschen und ihnen zu essen und zu trinken geben.

Ungleich schrecklicher ist es für die Patienten. Sie wissen, dass niemand die Station bislang lebend verlassen hat. Gepflegt werden sie von Ärzten in Schutzanzügen, meist Fremde. Besuche von Angehörigen sind streng limitiert und nur in Vollschutz möglich. Berühren dürfen Freunde und Verwandte die Kranken nicht. Nähe ist so unmöglich, Sterben einsam.

Kein Wunder also, dass Christian mit seinem Team fast nur Tote abholt und zum Friedhof bringt, kaum aber Infizierte in die Isolierstation transportiert. Es dauert nur wenige Tage, bis die Menschen in Uige ihr einen treffenden Namen geben: »Mataburg« nennen sie die Isolierstation, Todesburg. Wer will da schon freiwillig rein? Lieber verheimlichen die Kranken ihre Symptome, verstecken Familien die Infizierten, fliehen die Menschen aus Uige und hoffen so, sich retten zu können – mit oft fatalen Folgen. Auch das bloße Verscharren der Toten, ohne den Leichnam vorher zu waschen, ihn zu küssen, zu berühren und mit einer feierlichen Zeremonie zu verabschieden, stößt die Einwohner ab. Wenn die Helfer dann noch unüberlegt handeln und die Menschen nicht richtig aufgeklärt werden, verbreiten sich schnell Gerüchte, explodieren Ängste, fliegen irgendwann Steine.

In jenen Tagen Anfang April liegen die Nerven der Bevölkerung in Uige blank. Und die wenigen Helfer vor Ort sind angesichts der vielen Toten überfordert. Eines Nachmittags gegen 16 Uhr soll Christian in einem Vorort einen Leichnam abholen. Nach 45-minütiger Fahrt kommen sie dort an, laden den Toten auf den Lieferwagen und wollen ihn zum Friedhof bringen. Doch die Familie gibt ihnen zu verstehen, dass im Nachbarhaus ein kranker Mann liegt, der vor kurzem seine Frau verloren hat. Was tun? Die Zeit reicht nicht, um den Toten erst zu bestatten und dann den Kranken abzuholen. Sollen sie den Mann einfach dort lassen und morgen holen?

Kurzentschlossen packen sie den Kranken auf eine Bahre und legen ihn in einigem Abstand zum Toten auf die Laderampe des Wagens. Die angolanischen Kollegen stehen dazwischen. Über Funk informiert Christian die Kollegen in der Isolierstation, dass sie noch einen Patienten vorbeibringen. Dort angekommen, übergeben sie ihn den Ärzten und fahren weiter zum Friedhof. Als sie später zur Station zurückkehren, ist der kranke Mann bereits versorgt. Christian erledigt dort noch einige Arbeiten, bevor es ganz dunkel wird.

Plötzlich tapert der Kranke durch die Räume. Da nachts niemand auf der Isolierstation arbeitet, muss er schnell ruhiggestellt werden. Zu groß ist das Risiko, dass er die Station sonst einfach verlassen und andere Menschen infizieren würde. Eine schnell herbei gerufene Ärztin gibt dem Patienten Beruhigungstabletten, der Mann legt sich aufs Bett und schläft ein.

Stunden später, irgendwann vor Mitternacht, kommt ein aufgeregter Wachmann zum Haus von »Ärzte ohne Grenzen«, will unbedingt Pepa und Christian sprechen. Er ist so aufgelöst, dass sie ihn nur schlecht verstehen. Gemeinsam reimen sie sich Folgendes zusammen: Der kranke Mann ist aufgewacht, aufgestanden und draußen rumgelaufen. Dabei ist er in eine Grube gefallen. Der Wachmann hört seine Schreie und rennt zum Haus der Helfer.

Allen ist klar, dass sie sofort zur Isolierstation müssen. Christian holt sich dafür die Erlaubnis seiner Chefin Monica, die bereits zu Bett gegangen ist. Doch bevor sie loseilen, drängt Christian darauf, eine heikle Frage zu klären: Was tun, wenn der Mann blutüberströmt in der Grube liegt? Wenn er nicht mehr ganz bei Verstand ist? Wie sollen sie ihn über eine Leiter rausholen, ohne sich selbst zu gefährden, trotz Schutzkleidung? In rasender Geschwindigkeit durchlaufen sie mehrere Szenarien, schneiden existentielle Fragen an und entscheiden sich klar dafür, ihr eigenes Leben über das des Kranken zu stellen. »Die Diskussion war kurz und extrem«, erinnert sich Christian. »Sie ist mir sehr nah und wochenlang nicht aus dem Kopf gegangen.«

Dann fahren sie los. Und haben Glück im Unglück: Wie durch ein Wunder steht der Mann in der Grube, scheint unverletzt und kann allein über die Leiter hinausklettern. Sie versorgen ihn, geben ihm erneut Beruhigungstabletten und kehren zurück zur Unterkunft. Erleichtert und völlig übermüdet fallen sie ins Bett.

Am nächsten Morgen ist der Mann tot. Christian bleibt fast das Herz stehen, als er ihn findet. Er ist als einer der ersten auf der Station. Ganz ruhig liegt der Mann in seinem Bett. Eine

Ärztin untersucht ihn: Es ist nichts gebrochen, keine äußeren Verletzungen sind zu sehen. Unnötig zu erwähnen, was in den Köpfen derjenigen vorgeht, die am Vorabend dabei waren. Für die Menschen in Uige, seine Nachbarn und Freunde, ist indes klar: Die Weißen haben den Mann mit dem Virus angesteckt, als sie ihn zusammen mit dem Toten auf den Pickup legten. Dass er zuvor schon krank war, zählt nicht mehr.

In einer so aufgeladenen Stimmung können Gerüchte dieser Art die gesamte Arbeit zum Erliegen bringen. Für Daniel Bausch, der mittlerweile an der »Tulane School of Public Health« in New Orleans lehrt, steht daher fest, dass soziale Aufklärungskampagnen von Anfang an dazugehören und genauso wichtig sind wie Medizin und Logistik. Der erfahrene Epidemiologe weiß aber auch, dass die Theorie oft an der Praxis scheitert. »Für mich ist oft das Schwierigste bei diesen Einsätzen, dass ich es mit so vielen unterschiedlichen Organisationen und Personen zu tun habe, die alle irgendwie anders ticken. Und ich nie sicher bin, ob jeder auch wirklich seinen Job macht.«

—

Je länger das Team von »Ärzte ohne Grenzen« in Uige ist, desto wichtiger wird Pepas eigentliche Funktion als Psychologin. Die meisten, die in einem solchen Projekt mit infizierten Patienten zu tun haben, kriegen irgendwann einen Koller. Das hat damit zu tun, dass die ersten Anzeichen von Marburg-Fieber sich wie eine Grippe anfühlen: Fieber, Kopfweh, Muskelschmerzen. In Angola erwischt die Angst Christian nur ganz kurz, in einem früheren Projekt, in Gabun, hingegen erlebt er eine heftige Panikattacke. Dank Daniel Bausch kriegt er sich damals relativ schnell wieder in den Griff.

Andere hingegen, die mit dem Druck im Projekt nicht klar-kommen, entwickeln schon mal eine Paranoia, die alle verrückt machen kann. »Dann ist es gut, wenn es Leute wie Pepa gibt!«, sagt Christian. »Sie hat ein sehr feines Gespür für zu viel Druck.« Ihre beste Therapie für zwischendurch: Quatsch machen, lachen, trommeln – einfach für ein paar kurze Momente wieder ein normaler Mensch sein. Egal, ob nach einer Bestattung auf dem Friedhof, einem Besuch in der Isolierstation oder den viel zu langen abendlichen Besprechungen. Lachen entspannt und ist bei aller Tragik befreiend.

Und an Letzterer mangelt es nicht in Uige. Eines Tages kommt Christian aus der Mittagspause und sieht vor der Leichenhalle einen Rollstuhl stehen, in dem ein sehr alter Mann sitzt. Tot. Wahrscheinlich an Altersschwäche gestorben, kein Marburg-Fieber. Jemand hat ihn dort abgestellt, einfach so. In die Mittagssonne. Die Situation ist skurril, und greift Christian tief ans Herz. Zum ersten Mal spürt er den Tod, sieht den Menschen, den Einzelnen. »Bis dahin habe ich es geschafft, die vielen Toten nicht an mich ranzulassen. Aber dieser alte Herr trifft mich.« Lange kann er sich diese Verwundbarkeit allerdings nicht leisten.

Die Leichenhalle ist noch immer voll und muss dringend gesäubert werden. Zuerst räumt er mit seinem Team alle Leichen weg, die nicht in den Kühlfächern liegen. Dann streiken seine Kollegen. Ihre Schmerzgrenze ist überschritten: Fliegen, Maden, Gestank. Allein kann Christian nichts ausrichten und bittet die Mitarbeiter von Pete um Unterstützung. Gemeinsam leeren sie alle Kühlfächer, die noch funktionieren. Eine ganze Dose Rosenholz sprühen sie über die Toten, um den Geruch erträglicher zu machen. Dann weigert sich auch das zweite Team weiterzumachen. Selbst Christian schafft es nicht mehr. Alles riecht und schmeckt nach Tod.

Am nächsten Tag bleibt ihm keine andere Wahl, als die Hilfe des Militärs anzufordern. Der diensthabende Oberst in Uige schickt ihm eine erste Truppe, die allerdings nach kurzer Zeit aufgibt. Die drei stark verwesten Leichen in der kaputten Kühlbox sind schlicht zu viel für die Soldaten. Der Oberst kommt daraufhin persönlich und bringt seine besten Leute mit. Erst sie beenden die Arbeit. Unter großem Protest.

Am Vortag, als Christian mit seinem Team dabei ist, die Leichenhalle zu reinigen, passiert auch noch Folgendes: Irgendwann vormittags hält ein Ford Fiesta vor dem Gebäude. Zwei junge Männer steigen aus, in Tränen aufgelöst, und öffnen den Kofferraum des Autos. Darin liegt eine sehr beleibte Frau. Sie ist, so versteht es Christian, auf dem Markt zusammengebrochen und nach wenigen Minuten gestorben.

Die jungen Männer packen die Frau daraufhin in ihr Auto und wollen sie im Krankenhaus abgeben. Doch dort verweigert man die Annahme. Da sie so schnell gestorben ist, wird Marburg-Fieber vermutet. Christian glaubt eher an einen Herzinfarkt. Was soll er tun? Die Leichenhalle wird gerade geleert, für längere Zeit kann er die Tote dort nicht unterbringen. Die Jungs können die Leiche aber auch nicht mit nach Hause nehmen. Also schlägt er vor, sie noch am selben Tag auf dem Friedhof zu bestatten – zusammen mit den Toten der Leichenhalle. Die Männer willigen ein. Christian desinfiziert ihr Fahrzeug, müht sich, die Frau in einen Leichensack zu zwängen und hebt sie gemeinsam mit einem Kollegen auf die Ladefläche des Lieferwagens. Wenig später geht es zum Friedhof.

Als sie von dort zurückkommen, wartet ein wütender Mann vor der Leichenhalle: der Ehemann. Er möchte seine Frau sehen, ein letztes Foto von ihr machen. Als er erfährt, dass sie bereits begraben ist, kriegt er einen Tobsuchtsanfall. Pepa fährt sofort mit ihm zum Friedhof und zeigt ihm das Grab. Doch Abschiednehmen sieht anders aus, vor allem in Angola. Der Mann ist untröstlich. »Die Weißen klauen unsere Toten«, heißt es bald.

—

An Christians vorletztem Arbeitstag fliegen zum ersten Mal Steine. Vormittags bittet die WHO ihn darum, ein kleines Mädchen abzuholen, das an Marburg-Fieber erkrankt ist. Die Kleine soll auf die Isolierstation gebracht werden, ihre Mutter ist bereits an dem Fieber gestorben. Als das Team das Haus des Mädchens endlich findet, verweigert die Familie den Zutritt. Die Verwandten wollen das Kind nicht hergeben. Auch viel gutes Zureden hilft nicht.

Christian funkt daraufhin den Kollegen von der WHO an und bittet um Erklärung. Der verspricht, sofort zu kommen, braucht aber länger als eine halbe Stunde für den Weg. Währenddessen stehen die fünf Männer in voller Schutzkleidung vor dem Haus in der Sonne. Als der WHO-Kollege endlich da ist, geht er in die Hütte, spricht mit der Familie, kommt raus und sagt, dass die Kleine zu Hause bleiben kann. Christian explodiert vor Wut. Er muss sich darauf verlassen können, dass mit der Familie alles besprochen ist, bevor er mit seinem Team anrückt.

Die beiden Männer schreien sich vor aller Augen an, doch der WHO-Mann bleibt hart und pocht auf seine medizinische Autorität. Dann springt er in sein Auto und fährt weg. Als Christian mit seinen Kollegen langsam den Rückzug antritt, buhen die Umherstehenden sie laut aus und werfen zum ersten Mal mit Steinen nach ihnen.

Der Streit mit dem WHO-Kollegen wird abends beigelegt. Doch die Stimmung der Menschen in diesem Stadtviertel schlägt nach dem Zwischenfall eindeutig um.

—

Am Tag seiner Abreise fährt Christian vormittags erneut mit seinen Leuten los. Sechseinhalb Tage haben sie gemeinsam Tote eingesammelt. Einer von ihnen, Manel, verliert vier Familienmitglieder, alle sterben am Virus. Seine Mutter wird sogar von Christians Team abgeholt. Als Manel selbst eines Tages Fieber bekommt, geht er freiwillig auf die Isolierstation. Sie nehmen ihm dort Blut ab und lassen es in einem mobilen Feldlabor in Uige untersuchen, das die Kanadier geschickt haben. Manel hat Glück. Seine Probe ist negativ, er kann nach Hause gehen. Und erscheint am nächsten Tag wieder zur Arbeit.

Um 15.45 geht Christians Flieger zurück. Erst in die Hauptstadt Luanda, dann über Brüssel nach Berlin. Im Flugzeug lässt er sich in den Sitz fallen und schläft umgehend ein. Zurück in Berlin, nach dem 80. Geburtstag seiner Großmutter, bekommt er Fieber. Vor Erschöpfung.

Nach Christian Katzers Abflug müssen alle Helfer in Uige ihre Arbeit aus Sicherheitsgründen für einige Tage einstellen. Erst dann läuft die längst fällige offizielle Aufklärungskampagne an. »Ärzte ohne Grenzen« bleibt bis zum Schluss für die medizinische Versorgung zuständig.

Angaben der Regierung zufolge werden insgesamt 374 Marburgfälle gemeldet, 329 Personen sterben. 368 Fälle und 323 Tote entfallen auf die Provinz Uige. Die angolanische Regierung erklärt den Ausbruch am 7. November 2005 für beendet. Es ist der bisher größte und tödlichste.

Wenn die Trauer einfriert

PETRA WÜNSCHE

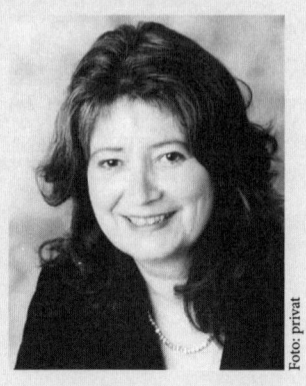

Foto: privat

Jahrgang 1956, ist Diplom-Psychologin und Gestalttherapeutin. Als freie Mitarbeiterin ist sie einige Jahre als Trainerin und Beraterin für verschiedene Entwicklungs- und Friedensfachdienste tätig. Zuvor arbeitet sie zwei Jahre lang für das Behandlungszentrum für Folteropfer in Berlin. Von 1990 – 1996 plant und koordiniert sie gemeindepsychologische Programme für die vom Krieg betroffene Bevölkerung in El Salvador, Mittelamerika. 2005 arbeitet sie das erste Mal mit »Ärzte ohne Grenzen« als Psychologin in einem Flüchtlingslager im Tschad. Im Februar 2006 geht sie für 15 Monate nach Kolumbien.

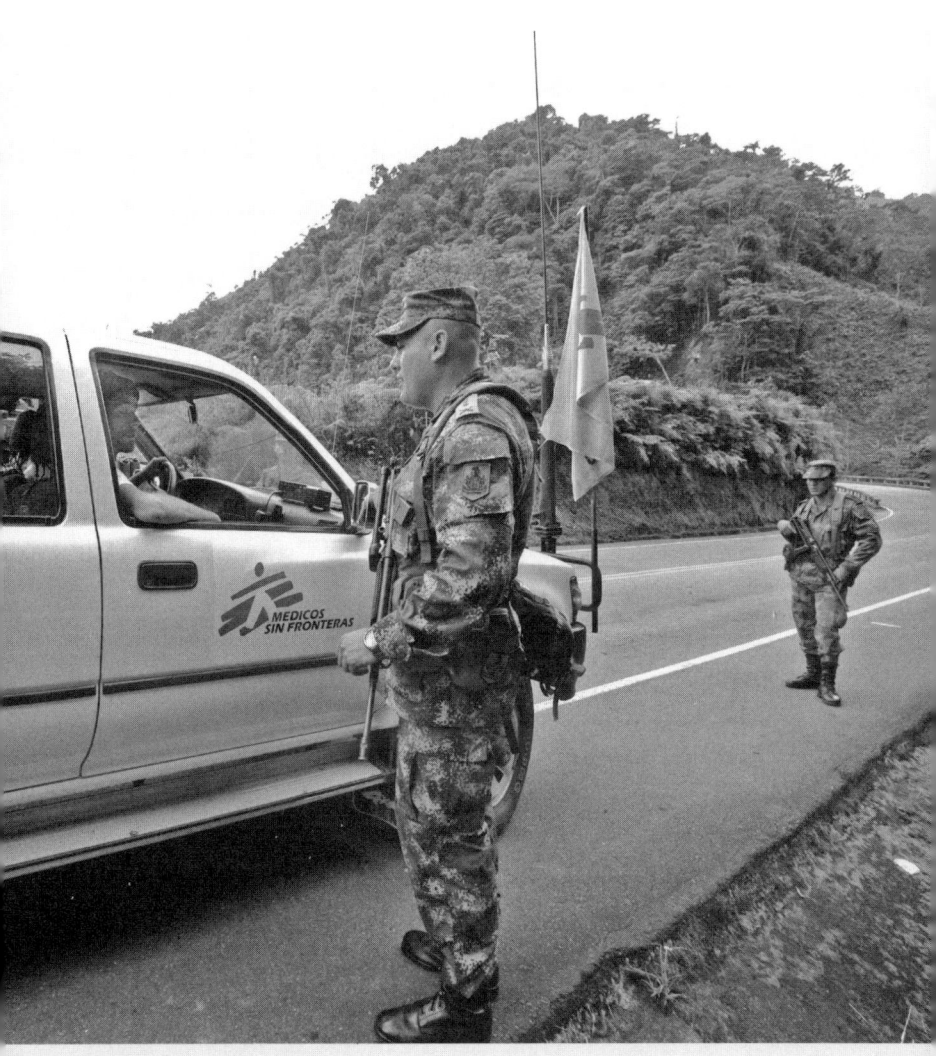

Ein Team von »Ärzte ohne Grenzen« passiert einen militärischen Kontrollpunkt.

Foto: Juan Carlos Tomasi

»Die Kinder. Da bleibt eine Sorge. Was wird wohl aus denen werden?«, antwortet sie, ohne zu überlegen auf die Frage nach ihrer stärksten Erinnerung, jetzt, nach der Rückkehr aus Kolumbien. Gerade erst haben ihre ehemaligen kolumbianischen Kollegen ihr gemailt, dass die Kinder nach ihr fragen. Petra Wünsche seufzt. »Vielleicht«, überlegt sie laut, »schicke ich ihnen eine Postkarte aus Berlin.«

Es sind vier Kinder, von denen sie spricht, Geschwister: drei Mädchen und ein Junge. Mutter und Vater wurden vor ihren Augen erschossen. »Wir wissen bis heute nicht genau, was passiert ist, warum die Eltern getötet wurden und wer die Täter sind«, so Petra, die 15 Monate als Psychologin in Kolumbien gearbeitet hat.

Als die Geschwister zum ersten Mal in die Beratungsstelle von »Ärzte ohne Grenzen« kommen, ist das jüngste Mädchen sieben, der Junge als Ältester 13 Jahre alt. Die Kinder leben heute bei ihrer Großmutter in einem Dorf nahe Ovejas, einem Ort mit rund 30.000 Einwohnern in der nördlichen Karibik-Region Sucre.

Ein schönes Örtchen, mit einem großen Platz im Zentrum, wie man es aus südlichen Ländern kennt. Rundherum stehen große, alte Häuser im Kolonialstil, in fröhlichen karibischen Farben gestrichen und mit geschnitzten Holzgittern an den Fenstern. Riesige Bäume spenden wohltuenden Schatten bei über 35 Grad. Beinahe idyllisch, wären da nicht die vielen bewaffneten Soldaten. Hinter dieser bezaubernden Fassade aber zerbröckelt das Leben vieler Menschen, es löst sich auf in Angst, Misstrauen und Ohnmacht. Manche verschwinden für immer oder sterben gewaltsam.

Denn Ovejas liegt am Fuß einer schwer zugänglichen Bergregion, die »Montes de María« heißt und eine Hochburg diverser kolumbianischer Guerillagruppen ist. Soldaten der Regierungsarmee sowie paramilitärische Verbände versuchen immer wieder, der Guerilla die Macht zu entreißen und drehen sich so in eine Gewaltspirale, die aus Drohungen, Erpressungen, Verschwindenlassen, Folter, Massaker und Flucht besteht. In Ovejas spiegelt sich die widersprüchliche Wirklichkeit Kolumbiens: ein wirtschaftlich aufstrebendes, kulturell vielfältiges und landschaftlich wunderschönes Land, das seit mehr als 50 Jahren in einen brutalen Bürgerkrieg verstrickt ist. Die Ermordung des liberalen Präsidentschaftskandidaten Jorge Eliécer Gaitán 1948 in der Hauptstadt Bogotá gilt weithin als Auslöser für die nachfolgenden politischen Unruhen.

Heute geht es längst nicht mehr um einen politischen Richtungsstreit oder unterschiedliche wirtschaftliche Konzepte. Die Konfliktparteien streiten vor allem um die Kontrolle ländlicher Gebiete, denn Bodenschätze wie Erdöl, der Anbau von Kaffee- und Kokapflanzen oder der Drogenhandel verspricht riesige Gewinne. Alle streben nach Macht und Geld.

Zwischen die Fronten gerät dabei vor allem die zivile Bevölkerung. Gewalt ist in diesem südamerikanischen Land die häufigste Todesursache bei jüngeren Frauen und Männern. Sie ist auch der Grund für die Flucht von rund drei Millionen Menschen aus ihren Dörfern in die Slums der größeren Städte, sie bestimmt das Denken und Fühlen der Kolumbianer in den umkämpften Regionen. Es gibt dort kaum eine Familie, die nicht von Gewalt betroffen ist, als Täter oder als Opfer. Gewalt gehört zum Alltag, wird nur selten von den Menschen in Frage gestellt und erzeugt allzu oft neue Gewalt.

—

Das Schicksal der vier Kinder, vor deren Augen die Eltern ermordet wurden, steht für viele andere. Nicht nur, was die Brutalität des Mordes betrifft. Die Gewalt wirkt weiter, bis in die

Therapie. »Wenn du mit Gewaltopfern oder Traumatisierten arbeitest«, so die Gestalttherapeutin Petra Wünsche, »ist es wichtig, die Dinge beim Namen zu nennen, um zu signalisieren, dass man darüber sprechen kann. Wir würden also normalerweise den Mord an den Eltern klar benennen.« Doch in Kolumbien geht das nicht, aus Sicherheitsgründen. Denn in diesem Land ist niemand sicher, der zu viel weiß. »Die Kinder müssen sehr vorsichtig sein, sie haben ja gesehen, wer die Täter sind. Kinder lernen schnell, was sie in einer solchen Situation sagen dürfen. Wir haben ihnen daher von Anfang an signalisiert, dass wir ihr Geheimnis respektieren und es ihnen nicht entreißen wollen. Mit ihrem Schweigen schützen sie sich – und uns. Wir wollen ja, dass sie sich bei uns sicher fühlen.« Das traumatische Erlebnis selbst, den Mord an den Eltern, thematisieren die Therapeuten somit nicht. Sie behandeln nur die Symptome.

Was kann Traumatherapie unter solchen Bedingungen leisten? Ist sie überhaupt sinnvoll? »Natürlich!«, sagt Petra Wünsche. »Solange die Gewalt anhält, können wir den Menschen immerhin helfen, ihre Angst zu bewältigen und ihnen zeigen, wie sie mit den körperlichen Reaktionen umgehen können, die diese Angst hervorruft. Wir können den Einzelnen stärken, indem wir seine inneren Kräfte aktivieren.« Die Psychologin ist überzeugt von ihrer Arbeit und zu erfahren, um nicht auch Zwischentöne zuzulassen. Denn die Arbeit mit den Kindern ist anfangs schwierig.

Die Behörden haben die Geschwister an die Beratungsstelle von »Ärzte ohne Grenzen« in Ovejas überwiesen. Die vier sagen zunächst wenig, sind schüchtern und nicht gewöhnt, dass Erwachsene ihnen zuhören. Die Psychologen sprechen mit ihnen über Angst, erklären den Kindern, wie sie die beklemmenden Gefühle überwinden können und überlegen mit ihnen gemeinsam, an welchen Orten und mit welchen Personen sie sich sicher fühlen. Sara, die Kleinste, hält es mit ihren sieben Jahren anfangs nur schwer aus, über ernste Dinge zu sprechen. Stets macht sie Blödsinn, will ablenken von den Gesprächen. Die Themen machen ihr Angst. Erst als Petra die Kleine neben sich setzt, den Arm um sie legt und ihr Halt gibt, hört Sara allmählich auf mit ihren Ablenkungsmanövern. Die Körpernähe gibt ihr die nötige Sicherheit.

Die Therapeuten arbeiten auch an den Beziehungen unter den Geschwistern, die angespannt sind. Oft spielen sie Fußball, basteln zusammen oder machen einfach irgendetwas Lustiges, damit sich die Kinder untereinander positiv erleben, es ihnen Selbstvertrauen als Gruppe gibt. Pepe, der Älteste, genießt es mit der Zeit regelrecht, wenn er mit Petras kolumbianischem Kollegen und ihrem Fahrer mal richtig fußballern kann: mit Kraft und viel Energie. Sobald er aber den Ball an eine seiner kleineren Schwestern übergibt, nimmt er sich zurück, damit er ihnen nicht weh tut. Er schützt sie, weiß intuitiv, dass er für die Mädchen verantwortlich ist. In all den Monaten, in denen Pepe regelmäßig mit seinen Geschwistern zur Beratung kommt, verändert sich vor allem seine Art zu sprechen. Zu Beginn legt er stets eine Hand über den Mund, dreht sein Gesicht zur Seite oder senkt den Kopf tief, wenn er auf eine Frage antwortet. Später hingegen schaut er die Therapeuten offen an.

Ganz langsam verändern sich über die Monate auch die Zeichnungen der vier Geschwister, die Teil der Therapie sind. »Anfangs hängen die Personen alle in der Luft, die Häuser sind wackelig, Monster hocken auf dem Dach, oder sie malen nur in einer kleinen Ecke des Blattes«, erklärt Petra. Später drücken die Bilder mehr Sicherheit aus. Sie zeigen vor allem, womit die Kinder beschäftigt sind, ohne darüber zu sprechen. So bitten die Psychologen die Kinder eines Tages, ein Bild für die Eltern zu malen. Die neunjährige Marta, die Mittlere der drei Mädchen, gibt sich viel Mühe mit ihrer Zeichnung.

Als Petra das Bild der Kleinen ansieht, erschrickt sie leicht. In großen Buchstaben steht geschrieben: »Bitte verzeiht mir.« Was genau die Kleine damit meint, bleibt unklar. Sie mag nicht darüber sprechen. Petra und ihr Kollege entscheiden sich daraufhin für ein Fingerpuppenspiel: Drei Eichhörnchen sprechen darüber, dass ihre Eltern gestorben sind, wie traurig sie sind und dass sie sich schuldig fühlen am Tod von Mutter und Vater. Dann kommt ein großer Uhu und spricht mit dunkler, fester Stimme die erlösenden Worte: »Ihr Kinder habt keine Schuld, ihr seid noch zu klein, um zu helfen. Ihr hättet keine Chance gehabt.« Marta hebt daraufhin ihre Arme hinter den Kopf, streckt sich lang und atmet ganz tief durch. Das Spiel hat fürs Erste seine Wirkung nicht verfehlt.

Sorgen macht sich Petra vor allem um das älteste Mädchen, die elfjährige Ana. Das zunächst schweigsame, zurückhaltende und ungelenke Mädchen erwacht, je fraulicher ihr Körper wird. Sie wird zunehmend aufmüpfig und streitet sich ständig mit der Großmutter, die kein Verständnis für die Veränderungen der Pubertierenden hat. Petra weiß, dass Ana in einen viel älteren Jungen verliebt ist, denn es kommt darüber mehrfach zum Streit. Irgendwie ahnt die Psychologin, dass das Mädchen etwas im Schilde führt, nimmt es eines Tages beiseite und steckt ihm die Telefonnummer der Beratungsstelle zu. »Für alle Fälle sozusagen«, so Petra. Ein paar Tage später kommt Ana nicht mehr zur Beratung. Sie ist mit dem jungen Mann durchgebrannt, ohne Geld, ohne Papiere und ihm somit schutzlos ausgeliefert. »Ich hoffe sehr, dass Ana zumindest die Nummer noch hat!«, seufzt Petra.

Die Therapie mit den Kindern bleibt in der ganzen Zeit stets ein Balanceakt zwischen Vertrauen und Schweigen. Hin und wieder rutscht der kleinen Sara eine winzige Information heraus. Die Therapeuten aber können damit nicht arbeiten, denn die Geschwister bügeln jede weitere Frage ab. Sie wittern Gefahr. Der Bruder kontrolliert zudem alles, was die anderen sagen. Bei bestimmten Fragen geht der Blick der Mädchen sofort zu Pepe, in seinem Gesicht lesen sie die Antwort, so unbewegt es auch sein mag. »In manchen Momenten haben wir uns ziemlich hilflos gefühlt«, gibt Petra offen zu. Bis zuletzt ist sie sich auch nicht sicher, ob die Kinder bei der Großmutter, die auch therapeutische Hilfe erhält, wirklich gut aufgehoben sind. Viele Fragen bleiben ungeklärt. Doch ihr sind die Hände gebunden. Würde sie die staatliche Fürsorge einschalten, müssten sich die Kinder wahrscheinlich trennen. Wer nimmt schon vier Geschwister auf? »Ich hoffe, wir geben den Kindern durch unsere Arbeit das Gefühl, dass sie diese besondere Aufmerksamkeit von Erwachsenen verdienen, dass sie es wert sind, dass man sich um sie kümmert und ihnen zuhört. Vielleicht können wir ja ihr Selbstwertgefühl so stärken, dass sie besser durchs Leben kommen!«, hofft die Psychologin, der die Kinder in der gemeinsamen Zeit sehr eng ans Herz gewachsen sind.

—

In den 15 Monaten, die Petra Wünsche in Kolumbien arbeitet, ist es relativ ruhig in und um Sincelejo, einer Stadt mit etwa 280.000 Einwohnern, von denen rund ein Drittel Vertriebene aus ländlichen Regionen sind. In Sincelejo wohnt das medizinische und psychologische Team von »Ärzte ohne Grenzen«. Hier haben die Mitarbeiter ihr Büro, und von dieser Stadt aus fahren sie in die benachbarten Projekte nach Ovejas und Carmen de Bolivar. »Relativ ruhig« bedeutet, dass es nicht zu größeren Kämpfen zwischen verschiedenen Konfliktparteien kommt. Petra hört und liest zwar von Morden, Razzien, Entführungen oder Drohungen gegen bestimmte Personen, sie erfährt von Verhaftungen und bedenklichen politischen Verstrickungen, sie selbst oder das Team geraten jedoch nicht in brenzlige Situationen.

Nichtsdestotrotz gelten für alle Mitarbeiter strenge Sicherheitsregeln. So dürfen sie an bestimmten Wochenenden, wenn beispielsweise Wahlen anstehen, nicht das Haus verlassen, weil es zu Unruhen kommen könnte. An normalen Tagen dürfen sie sich im Zentrum von Sincelejo frei bewegen, auch zu Fuß. Wer allerdings zum Gesundheitszentrum von »Ärzte ohne Grenzen« fährt, das zwischen zwei Armenvierteln im Norden der Stadt liegt, muss eins der vielen billigen Taxis nehmen. Busse gelten als zu unsicher. Auch Funkgeräte sind dann Pflicht. »Wir haben zwar alle Handys, aber bei einem Angriff fliegen oft als erstes die Handymasten in die Luft, um Chaos zu stiften und Kommunikation zu verhindern«, so Petra. Bei Überlandfahrten, also nach Ovejas oder Carmen de Bolivar, ist die Begleitung eines einheimischen Fahrers angesagt, in einem weißen Fahrzeug, das deutlich mit dem Logo der Organisation gekennzeichnet ist. Die Mitarbeiter tragen dann auch aus Sicherheitsgründen stets die offiziellen T-Shirts von »Ärzte ohne Grenzen«, in Weiß mit rotem Logo. Vor jeder Fahrt informieren sie zudem die entsprechende Gemeinde und die Behörden über ihren Besuch. So erhalten die militärischen Autoritäten ein Fax mit Angaben darüber, wie viele Personen reisen, welche Strecke sie nehmen und warum sie die Fahrt unternehmen. Und alle zwei Stunden meldet sich das Team per Funk im Büro in Sincelejo. Bleibt der Kontakt mehr als eine Stunde aus, forscht der Projektleiter nach, was passiert sein könnte. Denn vor Entführungen ist in Kolumbien niemand sicher. Auch Mitarbeiter humanitärer Organisationen nicht.

Fotografieren, das versteht sich fast schon von selbst, ist in den allermeisten Fällen verboten. Wo Misstrauen regiert, ist der Spionagevorwurf nicht weit. Doch die Sicherheitsregeln erschöpfen sich nicht in diesen Äußerlichkeiten. So werden Psychologen, die zuvor für die Polizei, Armee oder andere Verbände dieser Art gearbeitet haben, nicht eingestellt. Sie dürfen auch keine ehelichen Beziehungen zu diesen Berufsgruppen haben. In Kolumbien ist jeder Kontakt mit Sicherheitskräften – egal welcher Couleur – ein Risiko, weil die verfeindete Seite es stets als Parteinahme verstehen könnte.

»In Ovejas sitzen wir eines Tages auf der Terrasse eines Restaurants, als ein schwer bewaffneter Mann auf uns zukommt, der sich als hochrangiger Militär der Armee vorstellt. Er hält uns eine kleine Rede über die guten Taten der Soldaten, teilt mit, dass wir uns jederzeit an ihn wenden können und verschwindet so schnell, wie er gekommen ist«, erinnert sich Petra. »Eine irritierende Begegnung. Er war höflich und wirkte mit seinen freundlichen Augen beinahe sympathisch. Und doch trug er auf dem Bauch eine großkalibrige Pistole und auf dem Rücken ein Maschinengewehr.« Petra und ihre Kollegen wissen, dass in diesem Moment alle Augen auf sie gerichtet sind und sie gleichzeitig aufmerksam zuhören müssen, ohne zu interessiert zu wirken.

Ist es überhaupt möglich, sich in einem Land wie Kolumbien den Machtinteressen der verschiedenen Seiten zu entziehen? »Es ist ein gewaltiger Balanceakt, der uns in der Arbeit sehr begrenzt«, so Petra. »Wir müssen immer aufpassen, dass man uns nicht mit einer Fraktion in Verbindung bringt. Das geht so weit, dass wir das Restaurant wechseln, wenn wir erfahren, dass der Besitzer eine bestimmte Gruppierung unterstützt. Gleichzeitig dürfen wir nicht paranoid werden und uns nicht isolieren.«

Anfangs fällt den meisten Mitarbeitern diese Gleichgewichtsübung schwer, doch mit der Zeit kriegt das Team eine gewisse Routine. Beinahe täglich diskutieren sie über Sicherheitsfragen und Gerüchte, die im Umlauf sind. Das Wort »Neutralität« streichen sie irgendwann aus ihrem Wortschatz, denn die Guerilla reagiert darauf allergisch. In diesem Konflikt dürfe man nicht neutral sein, so die Argumentation. Auch von »Gewaltopfern« sprechen sie nicht, da andere Gruppierungen diese Bezeichnung politisch interpretieren. Mit wem sie auch in Kontakt sind: Immer wieder erklären die Mitarbeiter von »Ärzte ohne Grenzen«, wer sie sind, was sie tun, dass sie alle Menschen ohne Waffen und Uniform behandeln, dass sie unabhängig sind und das Geld für ihre Arbeit in Kolumbien von europäischen Privatspendern erhalten – ein übrigens nicht zu unterschätzendes Argument. Denn staatliches Geld aus Nordamerika hat zumindest für die Guerilla eine eindeutig negative Prägung.

—

Petra Wünsche arbeitet in Kolumbien selten als Therapeutin. Ihre Arbeitserlaubnis schließt dies aus. Nur in Notfällen, wie bei den Kindern, darf sie selbst beraten. In erster Linie leitet sie ein kleines Team von drei kolumbianischen Psychologen: zwei Frauen, ein Mann. Zudem kümmert sie sich um den lästigen und doch wichtigen Verwaltungskram, um Personalfragen und organisiert vor allem Workshops für die medizinischen Kollegen von »Ärzte ohne Grenzen«, für Gemeindefrauen oder Lehrer. Denn sie alle sind in ständigem Kontakt mit Menschen, die gewalttätige Erfahrungen gemacht haben.

Diese Workshops kreisen immer um ein Thema: Trauma. Also um Situationen, die Seele und Körper nicht verarbeitet haben. Wer beobachtet, wie andere gequält oder getötet werden, wer selbst Gewalt erleidet, nächtliche Schießereien erlebt oder grausam verstümmelte Leichen sieht, spürt Angst, Entsetzen und Hilflosigkeit.

»Es ist so wichtig, den Menschen zu erklären, dass ihre Gefühle und körperlichen Reaktionen ganz normal sind. Nicht sie selbst sind das Problem, sondern die Situation ist problematisch. Die Leute haben teilweise Angst, dass sie verrückt werden«, erklärt Petra. Sie wissen nicht, warum sie Panikattacken bekommen, also Herzrasen, Schweißausbrüche, Atemnot, Zittern oder Halluzinationen. Es ist oft eine große Erleichterung, wenn sie erfahren, dass bestimmte Hinweisreize an die Erinnerung gekoppelt sind und dies einen Panikschub auslöst. Dass ihr Körper also nicht vergisst und automatisch reagiert. Und dass sie lernen können, ihr Erregungsniveau zu senken und die Kontrolle über sich zurückzugewinnen.

Erschreckend ist für die Deutsche auch, wie hoch der Angstpegel im Allgemeinen liegt. Jede kleinste Auseinandersetzung in der Familie oder mit Kollegen fühlt sich bedrohlich an, und jede Bedrohung wird als existenziell erlebt. Es ist selbst für die Therapeuten nicht immer einfach zu verstehen, ob die Ängste von einer wirklichen Gefahr herrühren oder ob den Klienten mittlerweile alles Angst macht. Möglich ist vieles in diesem Klima der Unsicherheit, das Gerüchte und Misstrauen schürt. Die Angst kriecht unter die Haut der Menschen, nistet sich ein und versprüht ihr Gift bis in die letzte Pore. Unter der Maske der Normalität blinkt so ständig eine Alarmlampe, bis zur Erschöpfung.

Für die Lehrer und Lehrerinnen, mit denen Petra Wünsche in Ovejas und Carmen de Bolivar arbeitet, gilt das auch. Von einigen weiß die Gestalttherapeutin, was sie durchgemacht haben: Zwei Lehrer haben Massaker überlebt, einer saß monatelang im Gefängnis, drei andere haben Drohungen erhalten und mussten ein Jahr lang die Stadt verlassen. Bei anderen ahnt sie es nur. »Die intensivsten Momente habe ich mit ihnen verbracht«, erinnert sich Petra. »Da ist viel Nähe entstanden, beinahe Vertrauen. Das hat mich sehr berührt.« Gleichzeitig fürchtet sie in all den Monaten, dass diese Menschen durch ihre Teilnahme an den Workshops gefährdet werden könnten, denn Lehrer hören und sehen viel. Irgendwer könnte schließlich argwöhnen, dass sie ihr gefährliches Wissen in diesen Kursen weitergeben. Das reicht oft, um die Gewaltspirale anzukurbeln.

Dreimal drei Tage dauert ein Kurs, jeweils im Abstand von einigen Wochen. Lehrer aus verschiedenen Schulen nehmen daran teil. Lange diskutieren sie anfangs darüber, wie eine Schule mitten im Konfliktgebiet für Kinder ein sicherer Ort werden kann. Dabei geht es nicht um bewaffneten Schutz, sondern um Rituale und Regeln, die die Kinder selbst mitbestimmen. Denn alles, was für sie vorhersehbar ist, erzeugt weniger Angst. Allzu oft wird aber über die Köpfe der Schüler hinweentschieden. Was passiert beispielsweise bei einem Angriff auf die Schule oder das Dorf? Wie müssen sich die Kinder verhalten? Meist verstaubt ein detaillierter Notfallplan in der Schreibtischschublade des Rektors. Ihn durchzuspielen und mit den Schülern zu besprechen, würde den Kindern mehr Sicherheit geben. Wie gefährlich die Region ist, in der sie zu Hause sind, erleben sie ohnehin jeden Tag.

Selbst Strafen können gemeinsam besprochen werden: So diskutieren nach dem Workshop Lehrer und Schüler gemeinsam, wie in ihrer frisch gestrichenen Schule die Wände möglichst lange unbeschmiert bleiben können und welche Sanktionen erfolgen sollen, wenn es doch zu Graffiti kommt. Die Lösung der Kinder ist denkbar einfach: Die Schule soll Farbe bereitstellen, abgepackt in kleinen Beuteln, die für die Kinder bezahlbar sind. Auch streichen müssen die Wandbeschmierer zur Strafe selbst. Außerdem möchten die Schüler gern einige Wände haben, die sie nach Herzenslust bemalen können. »Wenn Kinder sich aktiv an Lösungen beteiligen, passiert oft unglaublich viel«, so Petra. Auch in den Köpfen der Lehrer.

Der Umgang der Lehrer mit dem Thema Trauma spielt eine wichtige Rolle bei diesen Kursen. Wie gehen sie morgens auf die

Schüler ein, wenn es in der Nacht eine heftige Schießerei gab oder ein Toter gefunden wurde, will Petra wissen. »Schon bei meiner Frage bleibt vielen die Spucke weg. Die meisten Lehrer sprechen diese Dinge in der Schule nicht an, aus Angst.« Vor allem diejenigen, die in ländlichen Gegenden arbeiten, fürchten sich davor. Denn sie leben oft nicht in den Dörfern, in denen sie unterrichten und werden dort als Fremde angesehen. Also müssen sie doppelt vorsichtig sein, um kein Misstrauen auf sich zu ziehen. Die Psychologin versteht das, und doch: So schnell gibt sie nicht auf.

Ähnlich wie in der Therapie mit den vier Geschwistern gesteht Petra den Lehrern ein Tabu zu, über das sie nach einem schrecklichen Ereignis nicht mit den Kindern sprechen müssen: Wer hat es getan und warum? An diesem gefährlichen Geheimnis will sie nicht rütteln. Sie akzeptiert es. Trotzdem ermuntert sie die Lehrer, mit den Kindern darüber zu sprechen, *dass* etwas Schlimmes passiert ist. Und dass schlimme Dinge Angst machen. Kinder träumen danach oft schlecht, machen ins Bett oder trauen sich nicht mehr aus dem Haus. Das ist völlig normal und hört meist nach einiger Zeit wieder auf. Wenn aber niemand mit den Kindern über diese Reaktionen spricht, schämen sie sich oder halten sich für krank. Die Psychologin weiß, wie emotional anstrengend es für die Lehrer ist, mit den Kindern über Angst zu sprechen. Denn die eigene Angst schwingt immer mit.

Am Ende eines Kurstages taucht spontan das Thema Tod auf. Die Lehrer möchten gern wissen, wie sie den Schülern helfen können, besser mit dieser Erfahrung umzugehen. Es dauert nicht lange, bis die ersten Lehrer selbst anfangen zu weinen, überschwemmt von ihren persönlichen Erinnerungen. So auch Carlos, dessen Bruder vor zwei Jahren spurlos verschwunden ist und den er noch immer sucht. Mit Tränen erstickter Stimme erzählt er, wie verzweifelt und wütend er ist, dass er seinem Bruder noch nicht einmal eine Blume bringen kann, weil er nicht weiß, ob er überhaupt noch lebt, geschweige denn, wo seine Leiche verscharrt sein könnte. Tröstende Worte finden sich nicht in diesem Moment. Der Schmerz von Carlos füllt den Raum und lähmt die Anwesenden. Petra bittet die Gruppe daher, sich in Gedanken eine Blume vorzustellen und in ihr einen sicheren Ort zu finden. Eine ungewöhnliche Aufgabe, doch alle machen mit. Dann beendet sie den Tag.

Am nächsten Morgen bringt Carlos überraschend eine wunderschöne, aufgeblühte Rose mit in den Kurs und stellt sie sorgfältig in ein Glas Wasser. Später erzählt er, dass er in der Nacht von seinem Bruder geträumt habe und sehr traurig aufgewacht sei. Als er auf dem morgendlichen Weg zum Workshop an einem Garten vorbeikommt, sieht er eine Rose. Sie erinnert ihn so sehr an die Blume, die er sich als sicheren Ort vorgestellt hat, dass er den Besitzer um die Rose bittet. Er empfindet tiefe Freude, als er sie in Händen hält. »Manchmal«, schreibt Petra später an ihre Freunde, »bin ich selbst erstaunt, welche Wirkung diese Übungen haben.«

Über Tod und Trauer sprechen sie viel während des Workshops und über die verschiedenen Phasen, die Trauernde durchleben. Die Kolumbianer selbst sprechen von einem »duelo congelado«, einer eingefrorenen Trauer. Zu viele schreckliche Dinge passieren oft in kurzer Zeit. Kaum jemand erlaubt es sich, den verzweifelten Gefühlen nachzugehen. Zu groß ist die Angst, von den Emotionen überwältigt zu werden. Also frieren sie sie in ihren Herzen ein, haufenweise, nicht selten jahrelang. In einem Land wie Kolumbien, in dem Gewalt zum Alltag gehört, wird Angst vererbt. An eine »Gefühlsschmelze« ist vorerst nicht zu denken. Sie wird erst einsetzen, wenn es den Menschen besser geht, wenn sie in Sicherheit leben. »Es ist unglaublich bewegend, über Trauer zu sprechen«, so Petra. »Vor allem, weil es keinen Umweg gibt. Man muss da durch.«

—

»Es war ein schönes Arbeiten mit den Lehrern«, sagt sie, und ihre Augen strahlen für einen kurzen Moment. Dann legt sich wieder fahle Müdigkeit über ihr Gesicht. Erst vor kurzem ist sie aus Kolumbien zurückgekehrt. Zehn, elf Stunden habe sie täglich gearbeitet, räumt Petra ein. Doch es waren nicht in erster Linie die langen Arbeitstage, die sie erschöpften. Täglich spürt sie in all den Monaten, wie blank die Nerven der Menschen liegen, weil sie sich vor Schießereien oder am Himmel kreisenden Hubschraubern fürchten, weil Drogenkriminalität und Kinderprostitution zunehmen, weil sie ums Überleben kämpfen und nicht wissen, wohin mit ihrer ständigen Angst.

Petra selbst fühlt mehr als einmal Tränen des Zorns in sich aufsteigen. Besonders schlimm ist es, wenn ihr Team nichts gegen sexualisierte Gewalt ausrichten kann. Ein zwölfjähriges Mädchen, so erfährt sie von ihren Kollegen, wird seit zwei Jahren von ihrem älteren Bruder sexuell missbraucht. Der Vater ist verschwunden, die Mutter trinkt, die jüngeren Brüder nehmen Drogen. Der Täter, der bei der Polizei durchaus bekannt ist, saß wegen eines ähnlichen Deliktes bereits im Gefängnis. Er gilt als gewalttätig. Die Polizisten haben Angst, ihn erneut zu verhaften, denn der junge Mann könnte schnell wieder frei kommen und sich an ihnen rächen. Auge um Auge. Das Mädchen wiederum zeigt Anzeichen schwerer Störungen. Die Behörden versprechen zwar, einen Heimplatz für die Jugendliche zu suchen, aber monatelang geschieht nichts. »Uns sind in dieser Situation die Hände gebunden. Wir können nicht richtig mit dem Mädchen arbeiten, wenn wir nicht wissen, wie viel Zeit wir dafür haben. Es bleibt uns nichts anderes übrig, als sie zu stützen und nur die alltäglichen Probleme mit ihr zu besprechen. Das ist manchmal schwer auszuhalten«, gibt Petra zu.

Und dann gibt es da noch jene Geschichten, die einen schier zum Wahnsinn treiben, weil es nur schlechte Lösungen gibt. In einem Dorf sucht eine alte Frau mit ihrer Enkelin die mobile Klinik von »Ärzte ohne Grenzen« auf. Die Kleine wird missbraucht, von ihrem eigenen Vater, der zu einer bewaffneten Gruppe gehört. Was tun? Zeigt die alte Frau ihren Sohn an, wird er sie wahrscheinlich töten. Hilft das Team der Großmutter und ihrer Enkelin zu entkommen, wird die mobile Klinik für die umliegenden Dörfer aufs Spiel gesetzt. Bleibt alles so, wie es ist, geht das Martyrium des Mädchens weiter. Wer mag da entscheiden, was richtig ist?

Nicht immer gelingt es Petra Wünsche, diese »Fälle« nach Feierabend von sich abzuschütteln. Ihren Kollegen geht es ähnlich. Sie besteht darauf, dass zumindest ihre drei Mitarbeiter sich einmal wöchentlich zusammensetzen, um schwierige Situationen zu besprechen und sich gegenseitig zu beraten. Sanfter Druck ist hierfür anfangs nötig, denn Petra weiß, dass niemand gern zugibt, an seine Grenzen zu stoßen. Erst recht nicht unter Kollegen. Sie weiß auch, dass Routine hilfreich ist. Wer sagt schon gern: »Ich brauch mal Hilfe.« Einfacher ist es, wenn es für solche Gespräche eine feste Zeit gibt und ein deutliches Signal von oben, dass sie erwünscht sind.

Als Chefin der drei kolumbianischen Psychologen nimmt sie an dieser kollegialen Beratung allerdings nicht teil. Sie selbst kann sich in Sincelejo nur selten über belastende berufliche Themen aussprechen. Das ist nicht optimal, aber unter den gegebenen Umständen nicht zu ändern. Es ist schon schwer genug für sie, kolumbianische Therapeuten zu finden, die erfahren in der Traumaarbeit sind – von Supervisoren ganz zu schweigen.

Um zu entspannen, geht sie daher manchmal abends einfach durch die Straßen und genießt, wenn die Leute in der Abendfrische ihre Häuser lüften. Durch die offenen Türen und Fenster blickt sie bis in die Gärten der Bewohner, die zu dieser Tageszeit oftmals vor dem Haus in ihren Schaukelstühlen sitzen, die frische Brise genießen und ein Schwätzchen mit den Nachbarn halten. Ein wohltuender Hauch von Normalität.

Oder sie vergräbt sich in ihre Bücher. Da sie Deutsch und Spanisch liest, geht ihr die Lektüre nicht so schnell aus. Außerdem hat sie Hörbücher auf ihrem Mp3-Player dabei. Natürlich könnte sie in Sincelejo auch jeden Abend Salsa tanzen gehen, wie einige ihrer Kolleginnen. Aber meist ist sie zu müde für die laute Musik. Ansonsten ist es nicht so leicht, sich in Sincelejo abzulenken. »Ich weiß, im Vergleich zu anderen Projekten von ›Ärzte ohne Grenzen‹ in abgelegenen Regionen jammere ich auf sehr hohem Niveau«, lacht sie und zählt sogleich die Vorteile dieser mittelgroßen Stadt auf: volle Supermärkte, ein Kino mit kitschigen Filmen, zwei oder drei passable Restaurants und ein tolles Appartment mit Balkon. Doch Petra ist eben auch ein bisschen verwöhnt von der kulturellen Vielfalt ihrer Wahlheimat Berlin. Und so genießt sie es, wenn sie mal an einem freien Wochenende nach Cartagena fahren kann, eine lebendige und bunte Stadt an der Karibikküste, nur drei Autostunden von Sincelejo entfernt. Oder ans Meer, das mit seinen wunderschönen Stränden lockt. Die schöne Fassade dieses Landes hat somit durchaus ihre guten Seiten.

—

Einmal monatlich kommt Petra Wünsche in Sincelejo mit den »madres comunitarias« zusammen, Tagesmütter, die sich in den Armenvierteln um Vorschulkinder kümmern. Bis zu 14 kleine Kinder betreut jede von ihnen. »Ziemlich fitte Frauen«, betont

Petra. Sie kriegen nur ganz wenig Geld und sind doch unglaublich engagiert. Die staatliche Fürsorge schult die Tagesmütter anfangs, doch danach bleiben sie sich selbst überlassen.

Die Gefühle der Kinder auszuhalten, strengt diese Frauen am meisten an. Manchmal toben die Kleinen vor Wut, ziehen sich zurück oder weinen bitterlich. Die meisten sind noch zu jung, um ihre Gefühle in Worten auszudrücken. Zu jung, um zu verstehen, was Tod bedeutet. »Man muss ihnen leider immer wieder sagen, dass der Papa tot ist und nicht zurückkommt. Und dann ihre Wut oder Tränen zulassen«, erklärt Petra. Für die Tagesmütter ist es ein Aha-Erlebnis, dass sie die Kinder in den Arm nehmen und weinen lassen sollen, anstatt dafür zu sorgen, dass sie möglichst schnell wieder aufhören.

Doch es gibt auch die anderen Kinder, die, die nie Tränen vergießen, die gefühllos zu sein scheinen. Die Psychologin bittet die Tagesmütter, in diesen Fällen besonders auf die Eltern zu achten. Denn manchmal erlauben sie ihren Kindern aus gut gemeinten Gründen nicht, Gefühle zu zeigen: Sie sind selbst so traurig, dass sie es ihren Kindern gern ersparen möchten. »Jetzt wein du doch nicht auch noch«, heißt es dann. Nehmen die Kinder sich daraufhin zurück, schonen sie die Eltern mit ihren ungeweinten Tränen und zahlen dafür selbst einen hohen Preis. Für die Tagesmütter ist der Kontakt zu den Eltern eine durchaus schwierige Aufgabe. In den Armenvierteln sind viele so sehr mit dem Überleben beschäftigt, dass die Kraft nicht reicht, um sich große Gedanken über das Wohlergehen der Kinder zu machen.

Am liebsten würde Petra Wünsche viel mehr mit diesen Menschen in den Slums arbeiten. Sie träumt von den Aktivitäten, die den Armen einen kleinen Verdienst ermöglichen und sie aus ihrer Lethargie befreien würden. Die ein Anreiz wären für die Slum-Bewohner, sich selbst zu helfen. Und über die sie mit den Menschen ins Gespräch käme, auch über ihre seelischen Probleme. Petra ist davon überzeugt, dass sich viel Druck und Stress in Luft auflösen würden, wenn die Menschen ihr Leben wieder selbst in die Hand nehmen könnten. Vor allem die Männer verzweifeln oft, weil sie ihre Rolle als Ernährer der Familie nicht mehr erfüllen können. Und entladen ihre Wut und Ohnmacht nicht selten in den eigenen vier Wänden.

»Ich finde, dass wir bei ›Ärzte ohne Grenzen‹ manchmal zu kurz- oder mittelfristig denken. Dabei sind wir selbst oft jahrelang vor Ort«, erklärt Petra. In Kolumbien immerhin schon seit 1985. Als Gegenargument hört sie meist von Kollegen und Vorgesetzten, dass Nothilfe nicht nachhaltig sein müsse, dass dies die Aufgabe der Entwicklungshilfe sei. Das ärgert sie: »Wir müssen dafür sorgen, dass mehr bleibt, wenn wir gehen.« Sechs Jahre hat die ehemalige Entwicklungshelferin in den 90er Jahren in El Salvador gearbeitet, eine prägende Erfahrung.

Einmal in Fahrt schwenkt die Psychologin schnell um auf ein anderes Thema, das ihr fast noch mehr am Herzen liegt: die »Geschlechterfrage«. Sollen Ärzte auch in der Nothilfe geschlechtsspezifische Standards einhalten? Petra Wünsche beantwortet die Frage mit einem klaren Ja. Sie denkt zum Beispiel an Projekte in islamischen Ländern, wo der Wartebereich vor dem Gesundheitszentrum getrennt ist für Frauen und Männer. Sie denkt auch an die vielen Frauen und Mädchen, die sexualisierte Gewalt erlebt haben. Für sie ist völlig klar, dass nur eine Ärztin die betroffene Frau untersuchen darf. In Sincelejo bricht sie zudem eine heftige Diskussion vom Zaun, weil der gynäkologische Stuhl im Behandlungsraum zur Tür hin steht. Jeder, der den Raum betritt, kann der Patientin somit zwischen die Beine schauen. »Wir müssen das ändern«, sagt Petra. Die Ärzte winden sich zunächst, selbst einige Krankenschwestern runzeln verwundert die Stirn. Doch die Psychologin bleibt kompromisslos: Der Stuhl wird gedreht. Schließlich, so ihre Überzeugung, muss alles vermieden werden, um die intimen Grenzen von vergewaltigten Frauen und Kindern nicht erneut zu verletzen. »Ich fände es hilfreich, wenn wir bei ›Ärzte ohne Grenzen‹ für solche Situationen ein paar Richtlinien hätten. Dann müssten wir nicht in jedem Projekt aufs Neue diskutieren.«

—

Für viele Menschen in den ländlichen Regionen Kolumbiens ist die Lage hoffnungslos. Nur wenn die Gewalt aufhört, haben sie überhaupt eine Chance auf ein normales Leben. Trotz allem gibt es immer wieder Menschen, die sich sozial engagieren, obwohl manche dafür bedroht oder getötet werden: Gewerkschafter, Frauenrechtlerinnen, Friedensaktivisten und all jene, die einfach ihrem Gewissen folgen. Um so mehr ist Petra immer wieder über den herzhaften Humor der Menschen überrascht, die sie trifft. Selten, sagt sie, habe sie so viel bei ihrer Arbeit gelacht wie in Kolumbien. Ein gutes Ventil, so scheint es, für die vielen verkrampften Seelen.

Neidisch ist sie gar ein bisschen auf den warmherzigen Körperkontakt ihrer kolumbianischen Kollegen untereinander: »Ständig knuddeln sie miteinander«, lacht sie. »Sie wissen, dass wir Nordeuropäer etwas anders drauf sind, aber hin und wieder haben wir auch eine Umarmung abgekriegt.« Es tut gut, sich gegenseitig zu berühren, ohne Hintergedanken. Petra spürt diese Verbindung noch auf einer anderen Ebene. »Nach der Rückkehr aus Ovejas fuhren wir meist im Büro vorbei. Alle steckten noch in ihren verschwitzten T-Shirts, waren müde und in Gedanken bei den Erlebnissen der letzten Tagen. Niemand sagte, was zu tun war, und doch machte jeder einfach seine Arbeit. In diesen gemeinsamen Momenten habe ich oft gedacht: ›Ach, toll, so zu arbeiten!‹«

—

Zurück in Berlin radelt Petra durch die Stadt, kommt am Ku'damm vorbei, sieht all die schönen Geschäfte und stutzt. Sie kann sich nicht wehren gegen die Tränen, die in ihr aufsteigen. Vor ihr inneres Auge schieben sich Bilder aus den Elendsvierteln und legen sich über die des Wohlstands. Der Kontrast ist hart, berührt sie. Es ist ein Spagat, der zu ihrer Arbeit gehört. »Ich finde es gut, das zu spüren. Das sind eben die Bilder, die wir bei unserer Rückkehr mitbringen«, so Petra und fügt hinzu: »Es muss so sein. Wäre ich nicht mehr verstört, sollte ich meinen Job wohl an den Nagel hängen.«

Petra Wünsche bittet zu Beginn meiner Gespräche mit ihr darum, keine Namen zu nennen oder sie zu verfälschen. Die Angst, jemandem unbeabsichtigt zu schaden, sitzt tief. Sie selbst ist zwar zurück in Deutschland, doch die Projekte in Kolumbien laufen selbstverständlich weiter.

Die Postkarte an die vier Kinder hat sie übrigens nie abgeschickt. Auch das gehört zu dieser Arbeit: Loslassen, einen Schlusspunkt setzen und ihn akzeptieren, so schwer es auch fallen mag.

Tanz der Hoffnung

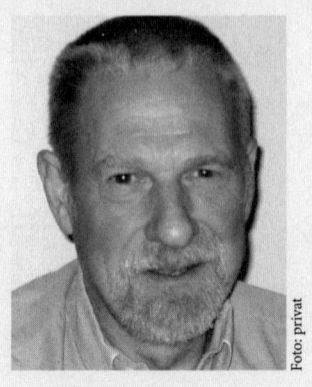

VOLKER HERZOG

Jahrgang 1944, ist in Breslau geboren, in Norddeutschland aufgewachsen und lebt seit mehr als 40 Jahren in Berlin. Nach seinem Facharzt zum Chirurgen arbeitet er 22 Jahre als Oberarzt im evangelischen Hubertuskrankenhaus in Berlin-Zehlendorf. Sein erstes kriegschirurgisches Projekt mit »Ärzte ohne Grenzen« führt ihn 1998 nach Sri Lanka, wo er insgesamt drei Mal eingesetzt wird. In Äthiopien, Sudan und Liberia arbeitet er jeweils ein Mal, in der Elfenbeinküste zwei Mal und in Sierra Leone insgesamt vier Mal.

Foto: privat

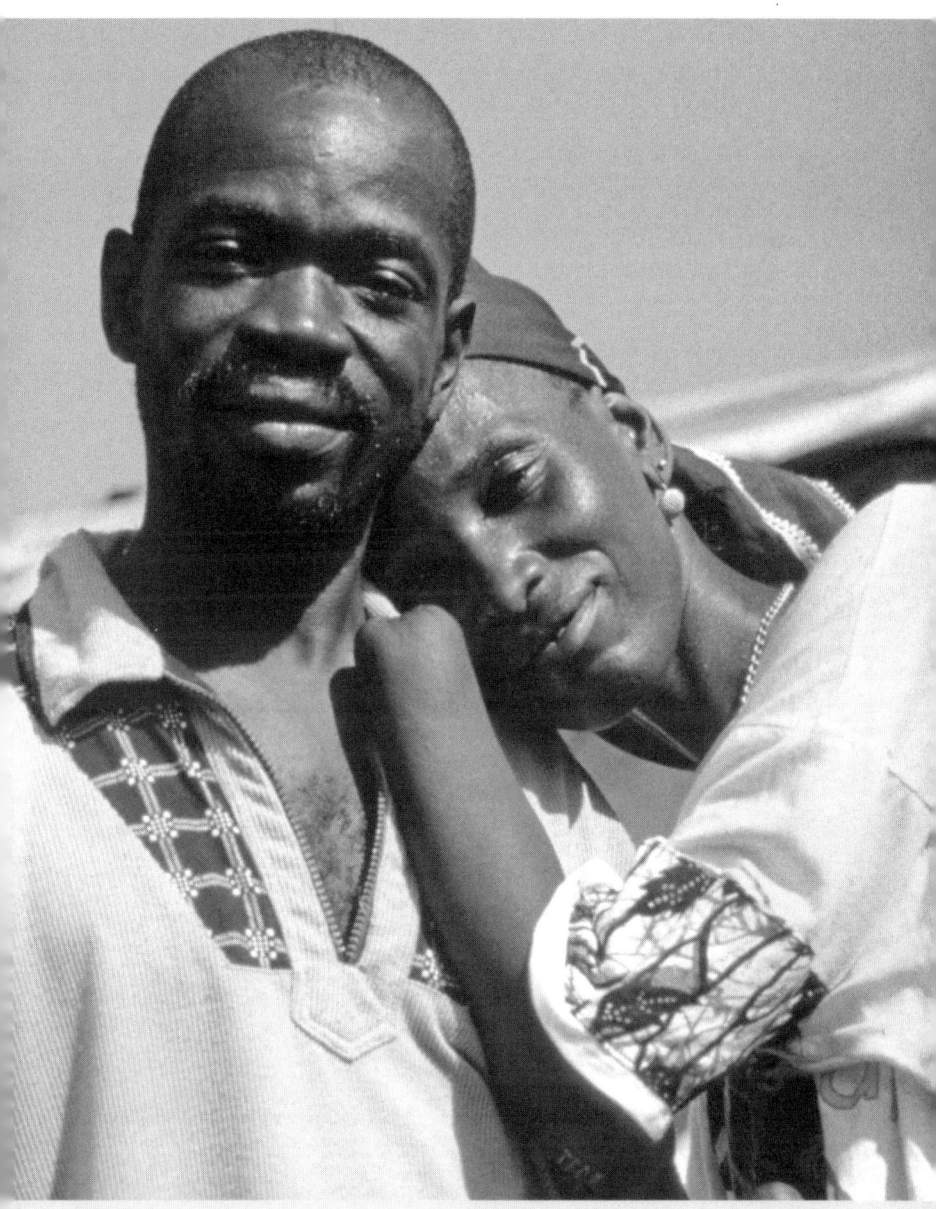

Die junge Frau zahlt einen hohen Preis für den grausamen Krieg.
Foto: Sebastian Bolesch

Urlaub in Sierra Leone? Für einen Moment ringt Volker Herzog um seine Fassung, als ihm ein Kollege von entspannten Tagen in der Hauptstadt Freetown erzählt. Wie kann sich jemand in diesem Land erholen?

Dann dämmert es ihm: In seiner Erinnerung hat Volker die Zeit in Sierra Leone angehalten. Als lägen nicht sieben Jahre zwischen seiner schrecklichen Erfahrung während des Bürgerkrieges und heute, als gäbe es nicht seit 2002 Frieden in diesem kleinen westafrikanischen Land. In Volkers Kopf dauert das Grauen noch immer an, verstümmeln die Rebellen weiterhin wehrlose Menschen, auch Frauen und Kinder, selbst Babys. In seiner mehr als 20-jährigen Berufserfahrung als Oberarzt und Chirurg hat es für ihn keinen größeren Schrecken gegeben als diesen Krieg. Kein Einsatz als Kriegschirurg, weder in Sri Lanka noch in der Elfenbeinküste oder in der sudanesischen Provinz Darfur, hat ihn so tief berührt.

Bevor Volker im Frühjahr 1999 zum ersten Mal für fünf Wochen nach Freetown fliegt, bereitet ihn seine Vorgängerin im Projekt auf das vor, was ihn erwarten wird. Henrike Meyer, selbst erfahrene Chirurgin, erzählt ihm alles, was sie dort erlebt hat, schonungslos. Doch Volker denkt bei sich: »So schlimm kann das ja nicht sein.« Ihre Betroffenheit, ihren Schmerz, ihre Fassungslosigkeit angesichts der unvorstellbaren Brutalität der Verletzungen wischt er weg. »Hysterisch«, denkt er gar. Später wird er Henrike Meyer dafür Abbitte leisten.

—

Zehn Jahre lang, von 1991 bis 2001 kämpfen die Regierung und die Rebellen in Sierra Leone um die Macht und um die Kontrolle wertvoller Bodenschätze wie Diamanten, Rutil, Bauxit oder Eisenerz. Der ehemalige liberianische Präsident Charles Taylor, der mit brutaler Kriegsgewalt im eigenen Land regiert und es letztlich in den Ruin treibt, facht den Bürgerkrieg im Nachbarland immer wieder an, indem er die Rebellen der RUF (Revolutionary United Front) unterstützt. Taylor schielt dabei gierig auf die Diamantenminen im Südosten Sierra Leones, die er für den Krieg im eigenen Land braucht.

Der schmutzige Bürgerkrieg in Sierra Leone trifft vor allem die Zivilbevölkerung. Alle Kriegsparteien, Söldner und UN-Truppen eingeschlossen, verstoßen gegen die Genfer Konventionen und begehen Menschenrechtsverletzungen. Am schlimmsten aber treiben es die Rebellen der RUF. Sie terrorisieren die Bevölkerung, indem sie Dörfer überfallen, plündern und anzünden. Kinder werden als Soldaten zwangsrekrutiert, Frauen vergewaltigt und versklavt. Manchmal töten die Rebellen alle Bewohner eines Dorfes, manchmal hacken sie ihnen die Hände oder Arme ab, die Lippen, Ohren oder Nase. Oder sie brennen ihren Opfern das Zeichen RUF in die Haut. Niemand wird verschont: weder Alte noch Frauen noch Kinder.

Die Täter selbst sind oft minderjährig, von ihren erwachsenen Anführern vollgepumpt mit Kokain, aufputschenden Tabletten oder Alkohol. Diese jungen Kampfmaschinen töten wie dressiert, gefühllos und zuverlässig. Nur manchmal, wenn die Kraft beim Zuschlagen mit der Machete nicht reicht, bleiben Arme oder Hände an den Sehnen oder Knochen hängen. Tausende wehrloser Menschen werden verstümmelt, bis heute kennt niemand die genaue Zahl. Viele Opfer verbluten an ihren Verletzungen und sterben in den Sümpfen und Wäldern Sierra Leones. Einige aber schaffen es mit eisernem Willen und Durchhaltevermögen bis nach Freetown ins Connaught-Krankenhaus.

Dort steht Volker Herzog im Operationssaal und kann es die meiste Zeit nicht fassen, welche Wunden unter den zerfetzten, alten Lappen, die als Verbände dienen, sichtbar werden. Er ist damals der einzige Chirurg in dem riesigen Krankenhaus. Von morgens halb neun bis nachmittags gegen vier Uhr operiert der drahtige, grauhaarige Mitfünfziger mit nur kurzen Pausen. Es ärgert ihn, dass er nicht länger arbeiten kann. Jeden Morgen hat er so viele Neuaufnahmen, dass die Zeit nicht für alle reicht. Und das bei all den schlimmen Wunden. Doch zu jener Zeit ist von sechs Uhr abends bis sechs Uhr morgens in der Hauptstadt Ausgangssperre, die von den Soldaten der westafrikanischen Friedenstruppe ECOMOG peinlich genau überwacht wird. Wer sich trotz des Verbots auf die Straße wagt, muss damit rechnen, von den Blauhelmen erschossen zu werden. Die Ausgangssperre bestimmt daher die Arbeitszeiten im Krankenhaus, denn das einheimische Pflegepersonal braucht oft mehr als eine Stunde für den Fußweg zur Arbeit.

Von Ende April bis Ende Mai operiert Volker weit mehr als 200 Patienten. Rund zwei Drittel von ihnen haben Kriegsverletzungen, darunter viele Kinder. Die vielen einzelnen Gewaltakte sind so grausam, dass kaum vorstellbar ist, ob die Opfer diesen Terror jemals seelisch überwinden können, zumal die Verstümmelten später oftmals nicht mehr nach Hause zurückkehren können. Noch immer ist in Sierra Leone der Aberglaube weit verbreitet, dass Amputierte für die Geschicke eines Dorfes Unglück bringen.

Volker, selbst Vater von sechs Kindern, erlebt einen seiner schlimmsten Momente, als eines Tages auf beiden Operationstischen vierjährige Jungen liegen. Der eine hat keine Hände mehr, der andere eine schwere Kopfverletzung, verursacht durch eine Machete. Er kann diesen letzten Jungen nicht retten. Der Kleine stirbt. Draußen auf dem Flur steht die Mutter und bangt um sein Leben. Volker weiß, dass es an ihm ist, die Frau über den Tod des Kindes zu informieren. Doch in diesem Augenblick stößt er an seine Grenze. Zumal er weiß, dass diese Frau zuvor mitansehen musste, wie die Rebellen ihre vier anderen Kinder und den Ehemann töteten. »Die Augen dieser Frau waren noch Tage später wie ausgelöscht«, erinnert er sich. »Nichts außer das eigene Leben ist ihr geblieben. Die Familie ermordet, der Besitz verbrannt. Es war eine unglaublich harte Zeit, auch für mich fast unerträglich«, resümiert er knapp. Seine Augen gehen dabei ins Leere, so, als spränge er zurück in jene Zeit und stünde wieder in der Notaufnahme des Connaught-Krankenhauses, in das sich die Geschundenen mit letzter Kraft gerettet haben.

Wann immer es möglich ist, versucht er, die Hände oder Arme der Überlebenden wieder anzunähen. Aus Zeitdruck einfach amputieren, kommt für ihn nicht in Frage. »Die Hände sind doch existenziell. Wie sollen sie sonst essen, sich waschen, zur Toilette gehen? Das ist doch entwürdigend.« Leicht ist es oft nicht, die Gliedmaßen zu erhalten, denn »Ärzte ohne Grenzen« macht in Sierra Leone Notfallmedizin und keine rekonstruktive Chirurgie. Doch Volker Herzog improvisiert, nimmt sich die nötige Zeit, wenn er glaubt, reüssieren zu können. Mit allen Patienten, bei denen unklar ist, ob er die Hand oder den Arm retten kann, spricht er vor der Operation über eine mögliche Amputation und holt sich die Erlaubnis ein. Doch allzu oft stellt sich diese Frage nicht: Die Peiniger haben ihr grausames Werk vollbracht, Hände und Arme sind bei der Ankunft im Krankenhaus bereits verloren.

Als Chirurg in Kriegsgebieten gehört das Leid der Patienten gewissermaßen zu Volkers Job. Doch in Sierra Leone grämt er sich, vor allem die brutal verletzten Kinder treiben ihn um. »In anderen Bürgerkriegsländern stehen sich wenigstens mehrheitlich kämpfende Truppen gegenüber, in Sierra Leone aber haben die Rebellen Zivilisten gequält, auf die schlimmste Art und Weise. Einem Vierjährigen die Hand abzuhacken, das geht doch gegen alle Wertvorstellungen. Das habe ich kaum ertragen«, sagt der Arzt. »Ich verarbeite das auch anders.« Und so steht er, zurück in Berlin, nachts oft auf, geht an die Betten seiner eigenen Kinder und schaut, ob sie wirklich unversehrt sind. Wochen später lassen die akuten Belastungsstörungen dieser Art nach, doch die Erinnerungen brennen sich tief in ihn ein.

—

Trotz der großen emotionalen Belastung nach diesem Einsatz kehrt er im folgenden Jahr nach Freetown zurück. »Die Leute sind mir einfach nicht aus dem Kopf gegangen. Es gab doch kaum Ärzte im Land«, sagt er heute. Als die Patienten bei seiner erneuten Ankunft freudig tanzen, ist er tief gerührt. Er weiß, dass diese Geste auch ihm gilt, doch vor allem dem Umstand, dass wieder jemand von außen ins Land kommt, dass die Welt jenseits der Landesgrenzen die Menschen in Sierra Leone noch nicht vergessen hat. Ein Tanz der Hoffnung sozusagen.

Und doch: Zu den edlen Samaritern zählt sich Volker Herzog keinesfalls. Freimütig gesteht er, dass ihm Kriegschirurgie Spaß macht. Adrenalin als Triebfeder. »Notfallchirurgie gibt dir 'nen Kick«, sagt er, und doch ist er irgendwie kein Paradebeispiel für einen Katastrophenjunkie. Dafür ist er zu wortkarg, zurückhaltend und bescheiden. Volker mag die schnellen fachlichen Entscheidungen und das breite Spektrum der medizinischen Eingriffe: Knochenbrüche, Bauchoperationen, Minenverletzungen, Schusswunden, Amputationen oder Kaiserschnitte. Vor allem aber begeistert ihn die hohe Erfolgsrate. »Als ich das erste Mal als Chirurg in einem Bürgerkrieg arbeitete, dachte ich zuerst: ›Mensch, du bist richtig gut‹. Bis mir aufging, dass meine Patienten sehr jung waren und ich in Deutschland so viele alte Menschen operiere.«

Auf die Frage, wie es denn um die technische Ausstattung bei diesen Einsätzen steht, reagiert Volker mit einem Schulterzucken. Als wäre es eine Unfrage. »Du musst deine Ansprüche eben zurückfahren«, knurrt er. Oft gibt es kein Licht, auch der Generator fällt schon mal aus. Aber solange es Kerzen oder Taschenlampen gibt, ist er nicht aus der Ruhe zu bringen. Und wenn es irgendwo blutet, muss jedes Gefäß abgebunden werden, um die Blutung sofort zu stillen. »Ganz einfach«, sagt er und fügt hinzu: »Was braucht man denn schon wirklich? Alles Gemeckere über fehlende Instrumente verschleiert doch nur, dass man was nicht kann.«

Überhaupt blickt er auf seinen Berufsstand mit kritischem Humor. »Der Chirurg an sich neigt schon ein bisschen zum Göttlichen«, entfährt es ihm, und er lacht dabei so sehr, dass es ihn schüttelt. Seiner Ansicht nach braucht ein guter Chirurg erstens eine gute Ausbildung und zweitens eine gehörige Portion Selbstkritik. »Fehler machen wir doch alle, aber wer sie leugnet, macht sie mehrmals«, so seine Erkenntnis. Er gibt offen zu, dass er auch viel Glück gehabt hat. »Nicht immer ist alles nur Können«, so Volker. Hilfreich ist ihm in seiner langjährigen Tätigkeit vor allem, dass er seine Ohren weit aufsperrt und offen ist für Anregungen, aus welcher Ecke sie auch kommen mögen. »Wenn mir kurz vor Feierabend die Putzfrau sagt: ›Herr Doktor, dem Mann da hinten geht es nicht gut‹, dann gehe ich da hin. Vielleicht schimpfe ich nachher in mich hinein, wenn sie Unrecht hatte, aber hingegangen bin ich immer«, und betont das letzte Wort, als könnte es in Rot und dick unterstrichen ausgesprochen werden.

———

Vor seinem ersten Projekt in Sierra Leone bereitet sich Volker fachlich auf die Kriegschirurgie durch einen Workshop vor, den das Internationale Komitee vom Roten Kreuz einmal jährlich in der Nähe von Genf organisiert. Zur Sprache kommen dabei auch nicht-medizinische Themen, mit denen Chirurgen in der täglichen Arbeit durchaus konfrontiert werden. Dazu gehören Themen wie die Neutralität, Unabhängigkeit und Unparteilichkeit der humanitären Hilfe, denn nicht immer halten sich die kämpfenden Parteien an das humanitäre Völkerrecht, das Regeln für das Verhalten im Krieg vorgibt.

Als Volker zum Beispiel bei einem späteren Einsatz mit »Ärzte ohne Grenzen« im Norden Sri Lankas arbeitet, fährt ein Bus der Regierungsarmee über eine Mine. Die 24 Passagiere werden in das Hospital eingeliefert, in dem Volker arbeitet. »21 Verletzte, drei Tote«, erinnert sich der Chirurg genau. Da Krankenhäuser den Genfer Konventionen zufolge als neutrale Orte gelten, bittet Volker mehrfach darum, dass die Soldaten ihre Waffen ablegen. Niemand reagiert. »Da hab ich einfach aufgehört zu arbeiten und mich still in eine Ecke gesetzt.« Bis ein hochrangiger Offizier kommt und ihn ärgerlich fragt, warum er denn nicht weiterarbeite. »Ich habe ihm gesagt, dass ich hier keine Waffen sehen will. Und dass sie mir Angst machen«. Zwar grinsen die Soldaten fortan jedes Mal, wenn er an ihnen vorbeigeht, doch das macht ihm nichts aus. Nach diesem Zwischenfall verschwinden die Waffen von der Station. Erstaunlicherweise verbessert sich daraufhin sogar das Verhältnis von »Ärzte ohne Grenzen« zur Armee, das zuvor eher angespannt war.

Auch Henrike Meyer, Volkers Vorgängerin in Sierra Leone, kennt ähnliche Situationen aus ihrer Arbeit in zahlreichen Konfliktgebieten. Dabei erlebt sie manches Mal, dass Soldaten nur dann von ihren Waffen lassen, wenn die ausländischen Mitarbeiter der Hilfsorganisationen klare Worte sprechen. Einheimisches Personal hingegen hat ihrer Erfahrung zufolge oft keine Chance, sich bei den Waffenträgern durchzusetzen.

Neutralität im Krankenhaus bedeutet auch, dass alle Patienten auf einer Station liegen, ganz gleich, ob sie zu verfeindeten Gruppen gehören oder nicht. Und selbstverständlich muss das medizinische Personal unparteiisch alle Kranken oder Verwundeten behandeln, zu welcher Konfliktpartei diese auch gehören mögen. Dabei kann es durchaus zu Situationen kommen, die grenzwertig sind. Henrike Meyer erinnert sich gut an eine ihrer schwerkranken Patientinnen in Sierra Leone. Als eine der Krankenschwestern die Frau zum ersten Mal sieht, erschrickt sie und identifiziert sie als ehemalige Rebellin. Doch damit nicht genug: Die Ex-Kämpferin hatte die Pflegekraft während eines Angriffs gefesselt und ernsthaft mit einem Messer am Hals bedroht. Es dauert einige Zeit, bis diese Krankenschwester ihr emotionales Gleichgewicht wiederfindet und sich der Patientin nähern kann. Zu Beginn nur, wenn Henrike anwesend ist, später schafft sie es auch allein.

—

Angst um Leib und Leben hat Volker bei seiner Arbeit in diversen Kriegsgebieten bislang selten gespürt. »Ich habe immer Vertrauen in die Organisation gehabt.« Es sei, so sagt er, eine Mischung aus Weitsicht, Vorsicht und Transparenz, die ihn beruhige. So steht während seines Projekteinsatzes in Sierra Leone den ganzen Tag über ein Auto vor dem Krankenhaus in Freetown. Erst wenige Wochen zuvor hatten die Soldaten der westafrikanischen Friedenstruppe die Rebellen aus der Hauptstadt vertrieben, die Lage war noch immer unsicher. »Das Auto hat mich sehr beruhigt. Im OP kriege ich ja nichts mit. Aber der Fahrer stand in ständigem Funkkontakt mit unserem Büro. Bei einem bevorstehenden Angriff hätten die Kollegen mich sofort rausgeholt«. Einige Male sieht es so aus, als müssten sie tatsächlich die Stadt verlassen, aber letztlich kommt es nicht dazu. Im Ernstfall wären sie mit dem Hubschrauber ausgeflogen worden. Oder sie hätten ein Boot genommen, das für diesen Fall bereit lag. »Es hatte zwar keinen Motor mehr, aber paddeln geht ja auch«, so Volker. Die Reisetasche für den Notfall war jedenfalls stets gepackt.

Nur einmal fürchtet er sich wirklich. Seine amerikanische Projektleiterin, Martha Carey, beschließt einen Besuch im »Amputee Camp«, einem Lager mitten in der Stadt, in dem »Ärzte ohne Grenzen« die vielen Amputierten mitbetreut. Freitags macht Volker hier tagsüber routinemäßig Visite. Dieses Mal aber soll der Besuch abends stattfinden, denn es ist unklar, wie viele Menschen in dem Lager leben. Die Bewohner müssen also unbedingt registriert werden, damit sie angemessen versorgt werden können. Und das geht am besten abends, wenn alle im Camp sind.

Aufgrund der strikten Ausgangssperre und der scharfen Munition, mit der die Soldaten der Friedenstruppe auf jeden schießen, der sich nicht an das Verbot hält, ist Volker im Vorfeld des Besuchs arg mulmig zumute. Tagsüber fährt ein Kollege mehrmals alle Kontrollpunkte ab und informiert die Soldaten über den abendlichen Besuch des Teams im Lager. Gegen 19 Uhr geht es los, es ist bereits stockdunkel. Der Konvoi ist deutlich mit weißen Fahnen und dem Logo der Organisation gekennzeichnet. »Ich hatte wahnsinnige Angst. Man weiß ja nie, ob nicht doch jemand versehentlich losballert. Die Soldaten haben nie lange gefackelt«, so Volker. Doch alles geht gut. Niemand schießt. Die Vorsichtsmaßnahmen greifen.

Nur an eines hat das Team nicht gedacht: Als sich vor ihrer Abfahrt die Tore öffnen und die Mitarbeiter im Geländewagen das Grundstück verlassen, sind die Nachbarn schrecklich aufgeregt, einige schreien oder weinen. »Für sie war dies das Zeichen, dass die Rebellen erneut in Freetown einziehen und wir jetzt das Land verlassen. Wir haben schlicht vergessen, unsere Nachbarn über den Grund unserer abendlichen Fahrt zu informieren. Da haben wir eindeutig gepennt.«

—

Während des Bürgerkrieges in Sierra Leone ist das Freizeitangebot für die Mitarbeiter von »Ärzte ohne Grenzen« karg. Schon wegen der Ausgangssperre, die um sechs Uhr abends beginnt. Hin und wieder geht Volker mit seinen Kollegen zu »Paddy's«, einer lauten, grellen Disco-Kneipe, die weit über Freetown hinaus bekannt ist. Vor allem bei Diplomaten, Helfern, Journalisten, Soldaten und Prostituierten. Der Laden brummt täglich von vier Uhr nachmittags bis halb sechs. »In den anderthalb Stunden ging dort die Post ab«, so Volker.

Meistens aber geht er einfach etwas spazieren oder liest, solange es noch hell ist. Strom gibt es so gut wie nie. Die vier ausländischen Mitarbeiter verbringen die Abendstunden oft auf der Veranda ihrer Unterkunft. Sie dösen im Dunkeln vor sich hin, plaudern ein bisschen oder gehen den eigenen Gedanken nach. Als eines Abends plötzlich das Licht angeht, sind alle irritiert, erinnert sich Volker. Keiner weiß damit umzugehen. Martha Carey, die Projektleiterin, steht auf und knipst es wieder aus. Das Licht stört. Die Dunkelheit und Stille sind für alle heilsamer.

Die Anspannung in der Stadt, der hohe Arbeitsdruck, die Verletzten mit ihren ungeheuerlichen Erlebnissen hinterlassen Spuren bei den Helfern. Jeder der vier Mitarbeiter bricht irgendwann seelisch zusammen. »Wir haben uns dann zurückgezogen. Dinge, die dich wirklich packen – das kannst du nicht verreden«, so Volker. Auch nach seiner Rückkehr spricht er nur bruchstückhaft mit seiner Familie oder seinen Freunden über das, was er erlebt hat. Es gibt Erinnerungen, die sind nicht mitteilbar für ihn.

Wer ihm unwissentlich in diesen Wochen sehr hilft, ist seine Chefin Martha. Nicht, dass sie sich besonders um ihn gekümmert hätte. Die Amerikanerin ist einfach nur der ruhende Pol im Team, hat ihren Job im Griff, ist sehr erfahren in Sicherheitsfragen und Volker gegenüber oft wortlos einfühlsam: »Ich musste nichts sagen. Sie hat einfach gemerkt, wenn ich nicht mehr konnte. Sie war es auch, die letztlich zu der Mutter gegangen ist und ihr mitgeteilt hat, dass ihr kleiner Sohn an der schweren Kopfverletzung gestorben ist. Ich brachte es nicht übers Herz.« Noch heute, Jahre später, ist er ihr für die Einfühlsamkeit in diesem schweren Moment dankbar.

Für Volker bleibt dieser kriegschirurgische Einsatz in Sierra Leone etwas ganz Besonderes: Kein anderer hat ihn fachlich so gefordert, seelisch derart berührt und seine Gedanken über den Krieg bestimmt: »Das Erschreckende ist, dass wir alle das Schlimme in uns tragen und es in wechselnden Formen aus uns rausbricht, oft genährt durch geschickte Propaganda. Würden wir selbst anders handeln?«, fragt er, ohne eine Antwort zu erwarten.

Auch Martha Carey kommt nicht von diesem Land los. Fünf Jahre hat sie dort gearbeitet. Heute promoviert sie darüber, wie die Amputierten den zehnjährigen Bürgerkrieg durchgestanden haben und den jetzigen Prozess der Versöhnung erleben. Henrike Meyer wiederum setzt sich wie Volker Herzog in einem kollegialen Netzwerk von »Ärzte ohne Grenzen« für zurückgekehrte Projektmitarbeiter ein. Denn auch ihr fällt es nach Sierra Leone schwer, über das Erlebte zu sprechen. »Wenn ich es doch mal versucht habe, hat man mich entweder bedauert oder mir zu verstehen gegeben, dass ich selbst Schuld sei, weil ich ja freiwillig dort gearbeitet habe«, erinnert sie sich. Entlastung empfindet sie erstmals, als sie in langen Gesprächen mit Kollegen ihre Erfahrungen und Gefühle austauscht. Seit damals weiß sie zu schätzen, wenn jemand aktiv zuhört und Fragen stellt, ohne gleich zu werten.

—

Doch zurück zum Anfang dieser Geschichte: Als besagter Kollege von den erholsamen Urlaubstagen in Freetown berichtet, ahnt Volker nicht, dass er schon selbst bald erneut nach Sierra Leone zurückkehren und sein Bild vom schauerlichen Bürgerkriegsland korrigieren kann. Anfang 2007 reist er noch einmal für dreieinhalb Monate ein. Seit fünf Jahren herrscht bereits Frieden in dem kleinen Land, das etwa so groß wie Bayern ist und einst für die erste Universität Westafrikas berühmt war.

»Ich war tief beeindruckt vom Treiben in Freetown. Ich konnte mich frei bewegen in der Stadt, am Strand rumlaufen, auf den Markt gehen. Auch das Connaught-Krankenhaus war total verändert, nicht zu vergleichen mit vorher. Heute hat es fast europäischen Standard, mit Herzspezialisierung und Intensivstation, fantastisch.« Gleichwohl gehört das Land zu den ärmsten der Welt, und das Gesundheitssystem liegt in vielen Regionen des Landes noch immer am Boden.

Nach Sierra Leone kehrt Volker zurück, weil er dank seines mittlerweile selbst gewählten, vorgezogenen Ruhestands einer neuen beruflichen Leidenschaft folgt: der Operation von Fisteln. Bei einer Fistel handelt es sich um eine unnatürliche, röhrenartige Verbindung zwischen Blase und Scheide oder Darm und Scheide. Die betroffenen Frauen können aufgrund dieser Fistel den Urin oder Stuhl nicht halten und verlieren ständig Flüssigkeit oder Kot.

In den meisten Fällen entsteht eine Fistel während des Geburtsvorgangs, wenn die Entbindung ins Stocken gerät. Der Kopf des Babys drückt auf das kleine Becken der Frau, kommt nicht durch und übt konstant Druck aus auf das umliegende Gewebe, das dann nicht mehr durchblutet wird. Dadurch stirbt das Gewebe ab, und es bildet sich eine Fistel aus. Kämen die Frauen sofort ins Krankenhaus und würde ein Kaiserschnitt vorgenommen, wie es in solchen Fällen in Europa üblich ist, würde die Fistelbildung verhindert. Doch in vielen ländlichen Regionen Sierra Leones fehlen Hospitäler und Transportmittel, um die Frauen in entferntere Krankenhäuser zu bringen. Außerdem kostet ein Kaiserschnitt oft weit mehr als ein Monatsgehalt, ein unerreichbarer Luxus also. Ein Luxus zudem, der mit dem geringen sozialen Ansehen der Frau in vielen Ländern unvereinbar ist.

Nicht selten liegen die Frauen somit zwischen zwei und sechs Tagen in den Wehen. Fast immer stirbt das Baby dabei. Nach einer solch traumatischen Geburtserfahrung müssen die Betroffenen nicht nur mit dem Verlust des Kindes fertig werden, sondern auch mit der schweren inneren Verletzung, die sie davongetragen haben. Bei einer Blasen-Scheidenfistel, die am häufigsten ist, tropft der Urin ständig aus der Scheide. Bei der Hitze und den oft unhygienischen Lebensbedingungen riechen die Frauen meist sehr unangenehm. Die Ehemänner, die wegen des durchdringenden Geruchs keinen Sex mehr mit ihnen wollen, verstoßen sie oft. Selbst Dorfgemeinschaften meiden sie. Es gibt Frauen, die jahrzehntelang als Ausgestoßene leben.

Selbst in Fachkreisen ist bislang kaum bekannt, dass Fisteln auch durch sehr brutale Vergewaltigungen entstehen können, die in Bürgerkriegsländern häufig sind. Es gibt Berichte dazu aus dem Tschad, aus Ruanda, Sierra Leone, dem Sudan oder Uganda, doch nur im Osten der Demokratischen Republik Kongo sind die Fälle dokumentiert worden. Zwischen 2003 und 2005 führt die Organisation »Doctors On Call For Service« (DOCS) nach eigenen Angaben 600 Fistelbehandlungen durch. Drei von vier dieser Frauen sind zuvor vergewaltigt worden.

Etwa zwei Millionen Frauen leiden der Weltgesundheitsorganisation (WHO) zufolge weltweit an einer Blasen-Scheidenfistel oder einer Darm-Scheidenfistel, vor allem in Subsahara-Afrika und einigen asiatischen Ländern. Bis zu 100.000 neue Fälle kommen jährlich konservativen Schätzungen zufolge hinzu. In westlichen Ländern ist die Fistel dank moderner Geburtshilfe seit etwa 100 Jahren in Vergessenheit geraten.

—

Da Fistelchirurgie speziell ist und selbst erfahrene Chirurgen die Nahttechnik und das Einschätzen der Fistel lernen müssen, geht Volker kurz vor seinem Einsatz in Sierra Leone zunächst für einige Wochen bei Kees Waaldijk in die Lehre. Der gebürtige Holländer operiert bereits seit 1984 im Norden Nigerias im Auftrag der dortigen Regierung Frauen, die unter Fisteln leiden. Mehr als 17.000 Frauen hat er seitdem behandelt. Waaldijk gehört zu den wenigen Koryphäen auf diesem Gebiet. Nur das »Addis Ababa Fistula Hospital« in Äthiopien, das bereits 1975 von einem australischen Ärzteehepaar, Catherine und Reg Hamlin, gegründet wurde, blickt auf eine größere Anzahl Patientinnen zurück: mehr als 30.000.

Während der gemeinsamen Wochen zieht der charismatische Fistelexperte Waaldijk Volker in seinen Bann und begeistert ihn mit seinem unglaublichen Einsatz. Volker reist mit ihm durch den Norden Nigerias, schaut ihm bei vielen Operationen über die Schulter und übernimmt dessen operatives Vorgehen. »Es war toll. Er hat mir viel erklärt und sein Wissen sehr offen und kollegial weitergegeben«, so Volker. Die beiden etwa gleichaltrigen Chirurgen freunden sich an, bleiben auch nach dem Besuch in Kontakt und tauschen sich fachlich aus. Kees Waaldijk hat bereits mehr als 300 Chirurgen ausgebildet. Doch viele dieser Ärzte wandern später ins westliche Ausland ab, wo sie mehr Geld verdienen und bessere Karrierechancen haben. Nur wenige sehen in der Fistelchirurgie ihre Berufung.

Als sich bei einer Fistelkampagne im Norden Nigerias etwa 600 Frauen melden, die operiert werden möchten, ist die älteste Patientin über 70. Mehr als 50 Jahre hat sie isoliert gelebt. Das jüngste Mädchen ist zwölf Jahre. Die weit verbreitete Tradition, Mädchen schon sehr jung zu verheiraten, bedeutet oft, dass sie sehr früh schwanger werden. Zu früh, denn bei vielen ist das Becken noch nicht richtig ausgebildet, was bei der Geburt zu Problemen führen kann.

Die Frauen, die bei Kees Waaldijk Hilfe suchen, brauchen die Operation nicht zu bezahlen. Ein großes Schild prangt am Eingang seines Zentrums in Katsina, im Norden des Landes: »Treatment is free of charge. Don't give money to anybody.« UN-Angaben zufolge kostet die Fistelbehandlung etwa 300 Dollar. Dies schließt die Operation, die postoperative Pflege sowie die Krankengymnastik mit ein. Nach der OP erhalten die Patientinnen einen Dauerkatheter, der zwischen zwei Wochen und einem Vierteljahr angelegt bleibt. Wenn er später entfernt wird, müssen die Frauen ihre Beckenbodenmuskulatur ganz neu aufbauen und wieder lernen, die Blase zu kontrahieren und zu kontrollieren.

—

Nach seiner »Ausbildung« in Fistelchirurgie arbeitet Volker Herzog für »Ärzte ohne Grenzen« in Magburaka, im Zentrum Sierra Leones, in einem Krankenhaus mit rund 200 Betten. 80 Patientinnen, im Alter zwischen 16 und 50 Jahren, behandelt er während seines Aufenthalts. Etwa die Hälfte seiner Fistelpatientinnen ist jünger als 25 Jahre.

Seine erste Fistelpatientin kam eigentlich wegen einer ganz anderen Erkrankung. »Aber da sie so stark roch, habe ich mich gefragt, was sie sonst wohl noch haben könnte«, erinnert sich Volker. »Ihr Schicksal hat mich sehr bewegt, denn Frauen wie sie werden von allen verstoßen, leben ganz auf sich allein gestellt. Im Alltag kämpfen diese Frauen mit einem Dilemma: Trinken sie viel Wasser, tropfen sie ständig, was ihnen sehr unangenehm ist. Dass sie dabei Keime ausspülen und so weniger Gefahr laufen, an einer Infektion zu erkranken, wissen die wenigsten. Trinken sie hingegen geringe Mengen, um nicht ständig Urin zu verlieren, riechen sie umso stärker. Denn konzentrierter Urin stinkt. Für welchen Weg sich die Frauen auch entscheiden, er führt in die Isolation. Es ist ein Leben in ständiger Scham.

Durch einen Aufruf im Radio und durch Mundpropaganda erfahren viele betroffenen Frauen von der Hilfe des deutschen Chirurgen im Distrikthospital von Magburaka. Außerdem klärt Volker die eigenen Kollegen im Projekt über Fisteln auf und bittet sie, auf solche Frauen zu achten, wenn sie mit ihren mobilen Kliniken unterwegs sind.

Sehr zeitintensiv ist anfangs die Anamnese, die Krankengeschichte der Patientinnen. Die einfachen Landfrauen sprechen meist eine der lokalen Sprachen Mende, Temne oder Krio, so dass sich Volker alle Informationen übersetzen lassen muss. Aber das stört ihn nicht. »Die Zeit mit ihnen ist wichtig, ich will ja in Kontakt mit den Frauen kommen, will ihr Vertrauen gewinnen und ihnen Mut machen für die Operation.«

Die OP selbst ist für die Frauen und Mädchen nicht sehr angenehm. Sie liegen in einer ausgesprochen unschönen Position auf dem gynäkologischen Tisch und müssen einen Eingriff in der Scheide über sich ergehen lassen. »Es kann durchaus eine traumatische Erfahrung sein«, gibt Volker zu, »doch was sie vorher erlebt haben, ist weitaus schlimmer. Wenn ich gut operiere und sie nachher gesund sind, vergessen sie den Eingriff schnell.« Seiner Meinung nach sind die meisten Frauen so verzweifelt, dass es überhaupt keine Rolle für sie spielt, ob sie von einem Arzt oder einer Ärztin operiert werden. Er findet es wichtiger, die Frauen umfassend aufzuklären: »Wenn sie von Anfang an wissen, dass die OP vielleicht nicht klappt, machen sie nicht ihr Schicksal dafür verantwortlich«, sagt er. »Nur dann stimmen sie einem zweiten Eingriff zu, sollte er nötig sein.« Die Heilungsrate liegt der WHO zufolge bei etwa 90 Prozent.

Trotz seines großen Engagements gibt Volker zu, dass oftmals in der täglichen Arbeit mit den Frauen viel Geduld und Humor nötig sind. Vor allem in der Phase nach der Operation. Mehrmals täglich erklärt er den Patientinnen, dass sie mindestens vier Liter Wasser trinken müssen. Immer wieder geht er auf die Station, wiederholt seine Ratschläge und kontrolliert die Farbe des Urins. Daran kann er erkennen, ob sie viel oder wenig getrunken haben. »Da läufst du wie ein Oberkellner rum und gibst den Frauen was zu trinken. Es hat etwas gedauert, bis ich gemerkt habe, dass sie das toll finden, von einem Mann so bedient zu werden«, lacht er und ist doch ein bisschen genervt von dieser Rolle.

Auch sonst wird seine Geduld etwas strapaziert. So dauert es mehrere Tage, bis ihm klar wird, warum die Plastikbeutel des Dauerkatheters, in die der Urin läuft, immer platzen. Bei der Visite morgens liegen die Beutel oft ausgelaufen auf dem Boden. Bis er auf die Ursache stößt: Ratten. Er ordnet also eine Rattenfangaktion an. Mit Erfolg. 132 Nagetiere werden an einem Tag erlegt. Dabei amüsieren sich die Frauen köstlich, als sie bei der Aktion eine flüchtende Ratte auf den deutschen Chirurgen zutreiben, der daraufhin wild umherspringt und japst. »Nicht gerade meine Lieblingstiere«, kommentiert er kurz. Überhaupt, Volker ist ein großer Anhänger der offenbar aus der Mode gekommenen »cleaning days«, den Tagen, an denen Großreinemachen angesagt ist. Früher gab es diese Stichtage für das ganze Land, heute nur noch einmal monatlich für die Krankenhäuser. »Da wird geputzt und geschrubbt und die ganze Station unter Wasser gesetzt. Für die Visite geht's einfach unter den nächsten Baum«, erzählt er und ist begeistert davon, wie nachher alles blitzt und blinkt.

Als Volker für ein Wochenende eine Kollegin von »Ärzte ohne Grenzen« in einem anderen Projekt im nordwestlichen Distrikt Kambia vertritt, wird ihm klar, wie sehr die Arbeit ihn schon geprägt hat. Er nutzt die Gelegenheit, sich auch dort nach Fistelpatientinnen zu erkundigen. Sechs Frauen kehren später im Landrover mit ihm nach Magburaka zurück, um operiert zu werden. Sie alle tropfen unablässig. Auch die usbekische Projektleiterin von »Ärzte ohne Grenzen« fährt in dem Wagen mit. Sie ist nicht vorbereitet auf den durchdringenden Uringeruch im Auto, findet ihn unerträglich und ringt beständig nach Luft. Volker hingegen müsste nicht einmal das Fenster öffnen: »Ich rieche es mittlerweile nicht mehr, obwohl ich normalerweise sehr geruchsempfindlich bin.«

—

»Leider habe ich inzwischen schon drei rezidive Fälle«, mailt Volker nach ein paar Wochen an seine Familie. Gemeint sind damit Frauen, die schon einmal vergeblich operiert wurden. Es deprimiert ihn jedes Mal, wenn eine OP nicht klappt. Weil er weiß, wie enttäuscht die Frauen dann sind, aber auch, weil er zu denen gehört, die chirurgische Misserfolge schlecht wegpacken.

Ganz besonders schlimm sind die Fisteln, die inoperabel sind. Volker erinnert sich an eine dieser Patientinnen mit einem so genannten ›leeren Becken‹. In ihrem Fall müsste eine ganz neue Blase aus einem Stück Darm rekonstruiert werden. Dies übersteigt jedoch die Möglichkeiten vor Ort. Er überweist diese Patientin nach Freetown, wo eine amerikanische Hilfsorganisation ein Fistelzentrum betreibt, um eine zweite fachliche Meinung einzuholen, doch seine Diagnose wird leider bestätigt. Zurück in Magburaka will die junge Frau die Station nicht mehr verlassen. »Es ist herzerweichend, was für eine Gemeinschaft diese Frauen bilden, die alle zuvor völlig isoliert gelebt haben. Auf unserer Station haben wir 17 Betten für Fistelpatientinnen. Oft liegen jedoch zwei oder drei Frauen in einem Bett, ohne dass sich je eine von ihnen beklagen würde. Sie wollen einfach nur zusammen sein«, so Volker. Er lässt der inoperablen Patientin zehn Tage Zeit, doch dann hat er keine andere Wahl, als die junge Frau wegzuschicken. Daraufhin entwickelt sie Fieber und erhält fünf Tage Aufschub. Als sie schließlich geht, gibt er ihr das Fahrtgeld und bleibt mit einem beklemmenden Gefühl zurück. Er weiß, dass diese junge Frau wahrscheinlich bis an ihr Lebensende allein leben wird.

—

Die Begegnungen mit diesen Frauen gehen Volker nahe. Er wünscht sich, dass Fisteln bekannter werden, auch in der Fachwelt, und dass sich mehr Chirurgen in der speziellen Nahttechnik ausbilden lassen.

Umso mehr bedauert er, dass selbst innerhalb des internationalen Netzwerkes von »Ärzte ohne Grenzen« einige nationale Sektionen Fistelprojekte nicht wichtig finden. »Diese Frauen sind doch wirklich in großer Not. Von den körperlichen Beschwerden mal abgesehen, leiden sie unter psychischem und sozialem Dauerstress«, schimpft er. Das oft gehörte Argument, für die Operation seien hochtechnische Instrumente nötig, wischt er mit einer Handbewegung vom Tisch: »Unten im Keller habe ich einen kleinen Kasten mit Spezialinstrumenten. Das ist alles.« Richtig wütend wird er, wenn ihm seine inhaltlichen Kontrahenten vorhalten, die einzig richtige Strategie sei Prävention. »Das ist ja nun Oberquatsch«, ereifert er sich. Wer darauf warten wolle, dass es genügend Krankenhäuser und umfassende Geburtshilfe in den armen Ländern Afrikas und Asiens gebe, der könne gleich die Hände in den Schoß legen. »Immerhin sind mindestens zwei Millionen Frauen betroffen. Da ist mir schleierhaft, warum sich einige so winden.« Er jedenfalls lässt nicht locker. Sein nächstes Fistelprojekt mit »Ärzte ohne Grenzen« in der Demokratischen Republik Kongo steht schon fest. Doch zuvor geht es privat nach Alaska. »Auch so ein Traum von mir, den ich mir endlich erfülle.« Dieses Mal aber ohne Skalpell.

Der zehnjährige Bürgerkrieg in Sierra Leone kostete rund 120.000 Menschen das Leben. Mittlerweile hat das Sondertribunal für Sierra Leone (SCSL), das die Verbrechen des Krieges aufarbeitet, die ersten Urteile gefällt. Drei ehemalige Kommandeure einer Rebellengruppe wurden wegen Kriegsverbrechen und Verbrechen gegen die Menschlichkeit verurteilt. Vor dem SCSL muss sich auch der ehemalige Präsident Liberias, Charles Taylor, verantworten, der als Drahtzieher des Konfliktes im Nachbarland gilt. Aus Sicherheitsgründen wurde sein Prozess nach Den Haag verlegt. Das Verfahren gegen ihn wurde im Juni 2007 eröffnet.

Die Zeit ist reif

ULRIKE VON PILAR

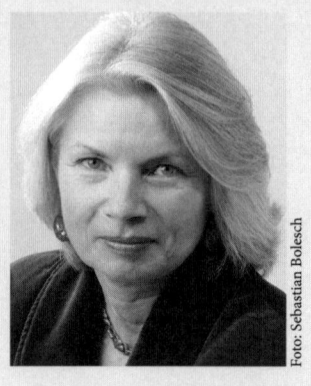

Foto: Sebastian Bolesch

Jahrgang 1952, arbeitet als Dozentin für Mathematik an Universitäten in Brüssel und Hongkong, bevor sie für das UN-Flüchtlingshilfswerk Schul- und Ausbildungsprojekte für vietnamesische Boatpeople in Hongkong koordiniert. 1991 wird sie Projektbeauftragte für Osteuropa bei »Ärzte ohne Grenzen« in Brüssel. 1993 ist sie eine der Mitbegründerinnen der deutschen Sektion und leitet drei Jahre als Präsidentin den Vorstand. 1997 übernimmt sie für sieben Jahre die Geschäftsführung. Vor ihrer Ausreise nach Malawi ist sie ein Jahr für das internationale Büro von »Ärzte ohne Grenzen« tätig.

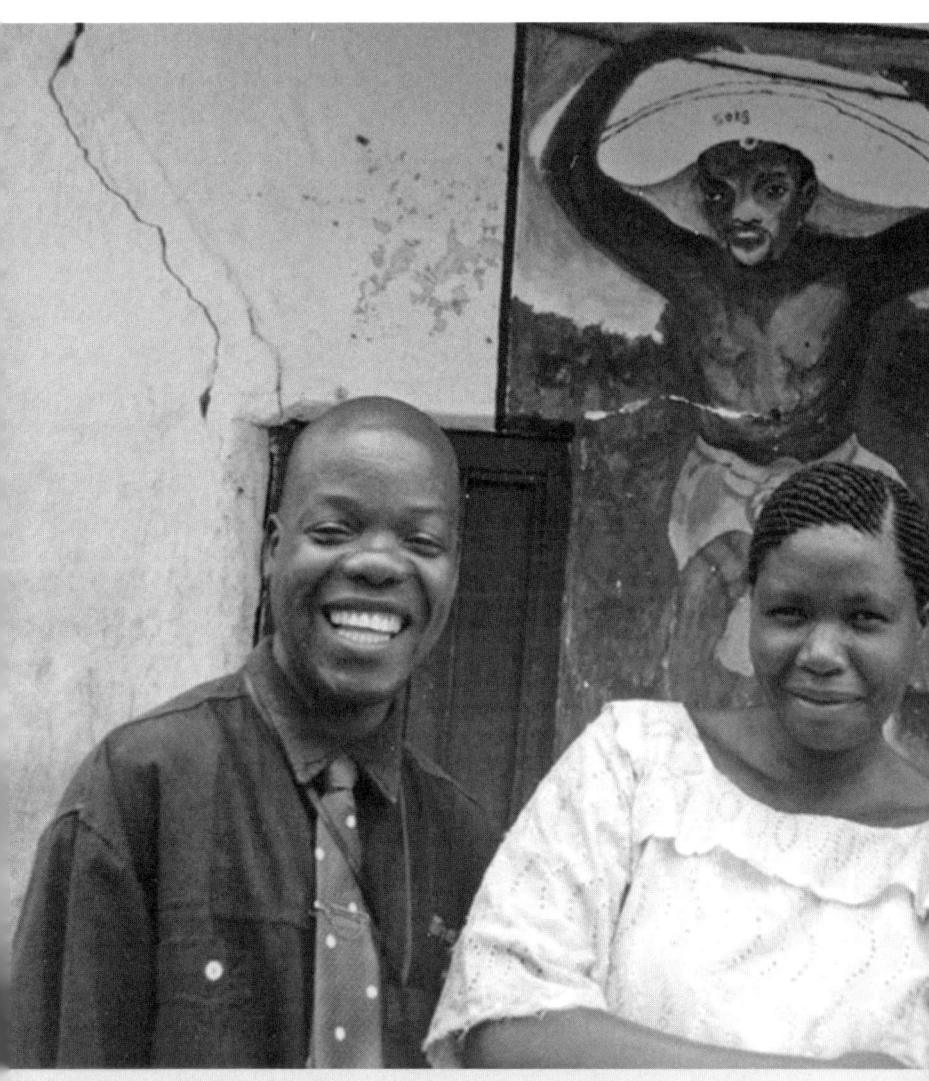

Dem Lehrer Lewis Mathunda und seiner Frau Mary geht es gut,
seitdem sie antiretrovirale Medikamente einnehmen.

Foto: Ärzte ohne Grenzen

Wie magnetisiert heftet sich ihr Blick an die blauen Bäume. Durch das kleine Bordfenster sieht sie unter sich die rötlichbraune Savanne Malawis dahinziehen. Nie zuvor hat sie diese Bäume gesehen, Jacarandas, die bis zu sieben Meter hoch wachsen und deren Dolden fliederblau blühen. Wunderschön, denkt sie und kann den Blick nicht von ihnen wenden. Weit und breit sonst nur einzelne Berge, kaum Dörfer oder Häuser.

Es ist ein später Nachmittag im September 2006, als das Flugzeug an Höhe verliert und den Flughafen von Blantyre ansteuert, der bedeutendsten Stadt im Süden Malawis. Ulrike von Pilar wird langsam mulmig zumute. Nach mehr als 30-stündiger Reise nähert sie sich ihrem Ziel. Wenn sie in einer halben Stunde das Flugzeug verlässt, wird jemand in der Halle auf sie warten und sie als neue Chefin von »Ärzte ohne Grenzen« in Empfang nehmen. Chefin von 230 Mitarbeitern und einem riesigen Aids-Projekt in einem der ärmsten Distrikte im Süden des Landes: Thyolo.

Sie ist mehr als gespannt auf das Land und ihre Aufgabe. Und ihr Herz pocht gewaltig. Denn trotz der 15 Jahre, die sie bereits für »Ärzte ohne Grenzen« arbeitet, macht sie mit dieser Reise für sich einen riesigen Schritt und krempelt zudem die interne Karriereleiter um. Normalerweise verdient man sich bei dieser Organisation die ersten Sporen in den Projekten: als Ärztin, Krankenschwester oder Logistiker. Nach mehreren Einsätzen steigt man dann langsam in höhere Positionen auf. Dieser »Stallgeruch« ist wichtig für »Ärzte ohne Grenzen«. Nur wer die Projektarbeit richtig kennt, die unzähligen Hürden vor Ort übersprungen und die manchmal ausweglosen Situationen selbst erlebt hat, kann »Head of Mission« werden, wie ihr künftiger Job auf Englisch heißt. Ulrike von Pilar hat zwar zuvor in den sieben Jahren als Geschäftsführerin der deutschen Sektion diverse Reisen in die Projekte unternommen, aber nie dort gearbeitet. Wegen ihrer beiden Kinder scheut sie jahrelang einen längeren Aufenthalt im Ausland. Doch jetzt, wo beide studieren und ihre eigenen Wege gehen, lockt noch einmal die Ferne. Und das Aids-Projekt. »Das Angebot kam überraschend und war sehr verlockend«, lacht sie. Ein Wochenende denkt sie darüber nach. Dann sagt sie zu.

—

Nach der Ankunft nimmt Ulrike ihr Häuschen in Blantyre in Beschlag, drei Zimmer, eine Terrasse und ein kleiner wunderschöner Garten mit einer Fächerpalme mittendrin. Da der Kühlschrank leer ist, fährt sie noch schnell in das nahe gelegene Shoprite Shopping Center, einem gut ausgestatteten Supermarkt. Wieder zurück funktioniert der Strom zwar nicht in ihrem neuen Zuhause, aber dafür kommen ihre afrikanischen Kollegen spontan auf einen kurzen Begrüßungsschwatz vorbei. Und das, bei Kerzenschein und einem Glas Wein, ist ganz nach Ulrikes Geschmack. An Schlaf ist danach nicht wirklich zu denken: Alles riecht, schmeckt und raschelt einfach noch etwas fremd.

Am nächsten Morgen, einem Samstag, schlüpft sie in ihre neue Rolle als Chefin und ist um acht Uhr im Büro: Von nun an wird sie ständig zwischen großer Erschöpfung und belebender Euphorie schwanken: »Das Projekt hat es in sich«, sagt sie einige Monate später, »aber es lohnt sich. Es hat das Leben der Menschen im Distrikt verändert.«

—

Der heute 37-jährige Moutain schluckt seine ersten Aidstabletten im September 2001, zwei Jahre bevor die malawische Regierung erstmals kostenlose antiretrovirale Medikamente in öffentlichen Krankenhäusern ausgibt. »Ich bin die Nummer Eins«, sagt er stolz. Moutain, der heute wieder als Waldhüter arbeitet, ist der erste Patient von »Ärzte ohne Grenzen« in Chiradzulu, einem Nachbardistrikt von Thyolo, der Aidsmedikamente erhält. »Ich hatte damals keine Hoffnung mehr und dachte, ich würde sterben.« Seitdem nimmt er täglich seine Medikamente, morgens und abends. »Ich weiß, dass ich das Virus noch immer habe, aber ich fühle mich nicht mehr krank.«

Das Projekt in Chiradzulu gehört zu den ersten weltweit, die in ländlichen Regionen eine kostenlose Aidsbehandlung anbieten. Die malawische Regierung lässt »Ärzte ohne Grenzen« damals gewähren, denn die Seuche rafft die Bevölkerung mit ungewöhnlicher Geschwindigkeit dahin.

Etwa eine Million Menschen sind heute in diesem kleinen südostafrikanischen Land mit dem Virus infiziert. Experten schätzen, dass etwa 14 Prozent der erwachsenen Bevölkerung HIV-positiv sind. Anders ausgedrückt: Jeder siebte Malawier zwischen 15 und 49 Jahren ist betroffen und wird irgendwann Aidsmedikamente benötigen. Unbehandelt führt die Infektion fast immer zum Ausbruch der Krankheit und endet tödlich. HIV/Aids ist mittlerweile die häufigste Todesursache in Malawi. Etwa 90.000 Menschen sterben jährlich daran. Alle gesellschaftlichen Schichten sind betroffen: Politiker, Bauern, Ärzte, Krankenschwestern oder Lehrer infizieren sich mit dem HI-Virus.

Lewis Mathunda ist einer von ihnen. Der Grundschullehrer hat es geschafft, dem Tod noch einmal von der Schippe zu springen. Er lebt in einem Dorf namens Georges, ist verheiratet und hat drei Kinder. Seine Frau, seine jüngste Tochter Priscilla und er selbst sind HIV-positiv. Lewis unterrichtet 80 Schüler in seiner Klasse. Das sind viel zu viele, doch was soll er machen? Allein im letzten Jahr hat er zwei Kollegen wegen Aids verloren, und zurzeit sind zwei weitere krank. Lewis versucht, sie davon zu überzeugen, sich testen zu lassen, doch die Kollegen fürchten sich zu sehr vor dem Ergebnis. Er kennt diese Angst gut, sie hat auch ihn blockiert und ihm fast das Leben geraubt.

Zuerst erkrankt seine Frau Mary. Sie verliert viel Gewicht, kann kaum noch gehen und fühlt sich ständig schwach. Sie ahnt, dass sie die »slim disease« hat, wie Aids häufig genannt wird, weil die Kranken oft bis auf die Knochen abmagern. Irgendwann traut sie sich ins Krankenhaus und lässt ihren CD4-Status prüfen. Der HI-Virus greift die so genannten CD4-Zellen im Blut an, die Teil des Immunsystems sind. Nimmt ihre Zahl ab, wird der Körper anfällig für alle möglichen Infektionen wie Tuberkulose, Lungen- oder Hirnhautentzündung, Gürtelrose, Mundsoor oder das Kaposi-Sarkom, ein Hautkrebs. Der Test bestätigt Marys Befürchtung: Ihr CD4-Status ist sehr niedrig. Der Arzt verschreibt ihr sofort antiretrovirale Medikamente. Sie töten zwar das Virus nicht, hemmen aber seine Vermehrung, so dass die CD4-Zellen wieder zunehmen können und die Abwehrkraft steigt. Nach einigen Wochen ist Mary wieder fit.

Als Lewis sich wochenlang mit einem schweren Husten plagt, drängt ihn Mary, seinen HIV-Status prüfen zu lassen. Doch er zögert, fürchtet sich vor dem Ergebnis. Bis seine Frau ihn eines Tages bewusstlos im Haus findet. Mary bringt ihren Mann sofort ins Krankenhaus, wo auch er von den Ärzten auf antiretrovirale Medikamente gesetzt wird. Anfangs muss er einmal im Monat die 14 Kilometer nach Thyolo laufen, um im dortigen Distriktkrankenhaus die Tabletten zu erhalten. Mittlerweile kriegt er sie im Gesundheitszentrum ganz in seiner Nähe, nur fünf Kilometer von seinem Dorf Georges entfernt. Das macht vieles einfacher.

Seit es Lewis wieder besser geht, engagiert er sich in einer Selbsthilfegruppe, der »National Association of People Living with HIV in Malawi«, kurz Napham genannt. Es tut ihm gut, über all seine Ängste sprechen zu können, ohne sich schämen zu müssen. Auch mit seinen Schülern spricht er viel über Aids. Allerdings hat er sich noch nicht getraut, ihnen die ganze Wahrheit zu sagen und sich selbst zu der Krankheit zu bekennen.

—

Bei ihrer Ankunft in Malawi ist Ulrike von Pilar bewusst, dass viele Menschen nicht offen über Aids sprechen können. In vielen Ländern ist das so. Das Stigma, das dieser Krankheit anhaftet, ist ein riesiges Problem. Es wird sie in den kommenden Monaten mehr umtreiben, als ihr lieb ist. Zuvor stößt sie jedoch auf ein mindestens ebenso heikles Thema: In der überwiegend ländlichen Gesellschaft Malawis ist der Hexenglauben tief verwurzelt. Als sie das erste Mal auf der Straße von Blantyre nach Lilongwe, der Hauptstadt Malawis, an einem verblichenen Riesenposter mit der Aufschrift »Aids ist wirklich und keine Hexerei« vorbeifährt, hält sie das noch für einen schlechten Scherz. Doch nur wenig später, etwa zehn Wochen nach ihrer Ankunft, nimmt sie als Vertreterin von »Ärzte ohne Grenzen« an der Beerdigung eines Mannes teil, der als Fahrer für die Organisation gearbeitet hat. Der Mann, der zwei Kinder und eine Frau hinterlässt, wollte partout keine Medikamente nehmen. Er war fest davon überzeugt, verhext zu sein und dem Tod ins Auge sehen zu müssen. Medizin, so der Fahrer gegenüber seinen Kollegen, könne gegen Hexerei nichts ausrichten. »Es macht einen riesigen Unterschied, ob ich theoretisch weiß, dass der Hexenglauben in einigen afrikanischen Ländern stark verankert ist oder ob ich direkt erlebe, wie jemand von unserem Team stirbt, weil die Geister zu ihm gesprochen haben«, sagt Ulrike und ist noch immer bestürzt über diese Tatsache. Als Naturwissenschaftlerin fällt es ihr schwer zu akzeptieren, dass irrationale Ängste und Erklärungen über den Verstand siegen und Menschenleben kosten.

Dabei weiß sie die Armut als engen Verbündeten der Hexerei. Malawi gehört zu den ärmsten Ländern weltweit. Im Distrikt Thyolo, in dem das Aids-Projekt läuft, leben mehr als 95 Prozent der rund 575.000 Menschen von der Kleinlandwirtschaft und vom Teeanbau. Sie erwirtschaften gerade einmal genug, um sich selbst zu ernähren, und das auch nur in guten Jahren, wenn es genügend geregnet hat. Die Landschaft ist bergig, die Dörfer liegen meist sehr abgelegen, haben oft weder Strom noch fließendes Wasser. Mehr als ein Drittel aller Malawier, die älter als 15 Jahre sind, können weder lesen noch schreiben. »Wir haben ja keine Ahnung mehr, wie die Leute hier leben. Malawi ist ein Land im tiefen Frieden, aber die alltägliche Härte, dieses sich Durchschlagen, ringt mir Bewunderung, ja großen Respekt, ab«, so Ulrike. Rund die Hälfte der Bevölkerung lebt unterhalb der Armutsgrenze, die bei einem Dollar pro Tag liegt. Da ist es wenig verwunderlich, dass die Menschen sich die Welt mit bösen Geistern erklären, wenn um sie herum jahrelang die eigenen Kinder, Eltern, Brüder und Schwestern, Freunde und Nachbarn einen langsamen und qualvollen Tod sterben. Irgendwer, irgendwas muss doch für dieses Grauen verantwortlich sein.

»Antiretrovirale Medikamente gibt es ja erst seit 2001 in diesem Land«, betont Ulrike von Pilar. »Und das nur, weil wir so starrköpfig waren und beweisen wollten, dass aidskranke Menschen auch in ländlichen Regionen ohne Hightechversorgung behandelt werden können.« Denn jahrelang herrscht in den reichen Industrieländern der Glaube vor, dass Aidskranke nur dort behandelt werden können, wo es Fachärzte und hochspezialisierte Labors gibt. Legendär ist mittlerweile zudem der Ausspruch des ehemaligen Chefs von USAID, der amerikanischen Behörde für Entwicklungshilfe, Andrew Natsios, in einem Interview mit dem »Boston Globe« Anfang Juni 2001. Er äußerte damals, dass die meisten Afrikaner noch nie in ihrem

Leben eine Uhr gesehen hätten und daher nicht einmal die Medikamente regelmäßig einnehmen könnten.

Ein Sturm der Entrüstung bricht damals los. Den Gegenbeweis haben »Ärzte ohne Grenzen« und ihre mittlerweile 100.000 HIV/Aids-Patienten in 30 armen Ländern erfolgreich angetreten. Auch international wird ihnen dafür Respekt gezollt. Einfach ist diese Arbeit jedoch nicht.

—

»Wie unglaublich komplex ein solches Aids-Projekt ist, habe ich vorher nicht gewusst«, gesteht Ulrike nach zehnmonatigem Aufenthalt im Land. Wirksame Medikamente zu haben, ist ein riesiger Fortschritt. Doch die Tücke liegt im Detail: Manchmal sterben Kranke, weil die Medikamente nicht anschlagen oder die Infektion nicht mehr besiegt werden kann. Oder es tauchen unangenehme psychische, aber auch körperliche Nebenwirkungen auf wie Hautausschlag, Nervenschmerzen oder eine Überschwemmung des Blutes mit giftigen Abbauprodukten der Leber. Trotzdem darf der Patient die Medikamente nicht einfach absetzen, weil das tückische HI-Virus sehr anpassungsfähig ist und schnell resistent wird gegen die antiretroviralen Arzneimittel. Wenn das passiert, wird es richtig kompliziert, da die Medikamente, die dann benötigt werden, noch immer viel zu teuer sind. »Wie bringt man Menschen dazu, die wenig von moderner Medizin wissen, in ländlichen Gebieten leben, die Krankheit mit Magie verbinden und das Stigma fürchten, sich testen zu lassen? Und dann für den Rest des Lebens täglich Tabletten zu nehmen, wobei sie sich alle zwei oder drei Monate in entfernten Gesundheitszentren untersuchen lassen müssen?«, fragt Ulrike.

Eine Herkulesaufgabe, zumal zigtausende Menschen betroffen sind. Allein im Distrikt Thyolo leben rund 60.000 HIV-

Positive. Rund 20 Prozent von ihnen brauchen antiretrovirale Arzneimittel. »Wenn wir Glück haben, behandeln wir Ende des Jahres rund 10.000 Patienten, das sind etwa 3.000 mehr als 2006.« Dann seufzt sie und zuckt etwas ratlos die Schultern: »Jährlich kommen aber 5.000 neue Fälle hinzu. Selbst wenn wir all unsere Ziele erreichen, stehen uns noch schwere Jahre bevor.«

—

Abgesehen von der schwindelerregenden Zahl derjenigen, die allein im Distrikt Thyolo in den kommenden Jahren Aidsmedikamente benötigen, zerbricht sich Ulrike seit ihrer Ankunft in Malawi den Kopf über die zerstörerische Kraft des Aidsstigmas. Der Tod des Fahrers, der sich nicht behandeln lassen wollte, lenkt ihren Blick auf etwas, das sie zuvor niemals vermutet hätte und sie ungemein erschreckt: Selbst unter den Ärzten, Krankenschwestern oder Gesundheitshelfern ihres eigenen Teams wird nicht offen über die Krankheit gesprochen. Anscheinend fürchten auch sie die Stigmatisierung, also diskriminiert und ausgegrenzt zu werden. »Wie kann das sein?«, fragt sie ihre Kollegen. »Wir haben hier ein riesiges Aidsprogramm, ihr seid stolz auf das, was ihr erreicht habt. Und trotzdem sterben unsere eigenen Leute an der Krankheit?« Immer wieder hakt sie vorsichtig in Zweiergesprächen nach, will es besser verstehen. Dann setzt sie eine Besprechung an.

Die Diskussion der etwa 20-köpfigen Gruppe ist hitzig. »Natürlich gibt es in unserem Team Stigma«, sagt eine ältere Kollegin. Eine andere ergänzt, dass die Klinik für das eigene Personal von einigen Mitarbeitern deswegen nicht angenommen wird, weil sie Angst davor haben, von den anderen als HIV-positiv verdächtigt zu werden. Zudem sorgt Unwissenheit noch immer für Unruhe. So mögen ein paar Kollegen ihren Wasserbecher nicht teilen, weil sie sich vor Ansteckung fürchten. In Ulrike rumort es gewaltig: Alle reden über das Stigma, aber keiner der Anwesenden outet sich. Niemand bekennt sich offen zu seiner HIV-Infektion.

Ein paar Wochen später: Ulrike hat mittlerweile wieder regelmäßige Informationsveranstaltungen über Aids für ihr Team eingeführt, zu dem auch Familienangehörige kommen können. Viele Fragen und Zweifel kommen auf den Tisch. Jemand beklagt, dass bei »Ärzte ohne Grenzen« nur auf den Toiletten für Männer Kondome ausliegen und die Frauen leer ausgehen. Dann traut sich jemand zu sagen, dass Betroffene ja eventuell auch bei »Ärzte ohne Grenzen« ihren Job verlören, würden sie ihren Status bekannt geben. Ulrike, die bis zu diesem Moment ruhig zugehört hat, platzt beinahe. Doch so gelassen es geht, teilt sie klipp und klar mit, dass niemand um seinen Arbeitsplatz fürchten muss. Dafür stehe sie persönlich ein. Und dann steht Winnie Jalasi auf, eine 52-jährige Gesundheitsberaterin, und erklärt mit fester Stimme: »Übrigens, ich bin schon lange positiv, nehme seit vier Jahren antiretrovirale Medikamente, und es geht mir prima.« Für einige Sekunden schweigen alle betreten. Dann bricht tosender Applaus über Winnie hinein. Sie ist die Erste im Team, die sich zu ihrer Krankheit bekennt.

»Das war ein unglaublicher Moment«, erinnert sich Ulrike von Pilar. Sie nutzt die Gunst der Stunde, treibt energisch die von ihr initiierte erste Ausgabe eines internen Newsletters voran und bittet Winnie um ein Interview. Darin empfiehlt die Beraterin ihren Kollegen, offen zu der Krankheit zu stehen. »Jeder von uns weiß doch, wie sich die Krankheit auswirkt. Wer nicht selbst betroffen ist, hat mit Sicherheit einen infizierten Verwandten. Wir belügen uns doch selbst, wenn wir HIV-positiv sind und schweigen. Ich weiß, dass es Leute in unserer

Organisation gibt, die krank sind und auch psychologische Hilfe benötigen. Wir müssen uns gegenseitig helfen.«

Ein paar Wochen später wird Ulrike ganz vertraulich zu einem »Witwenclub« eingeladen. 15 Frauen und Männer kümmern sich seit einigen Monaten darum, Aidswitwen unter die Arme zu greifen. Ulrike haben sie eingeladen, weil sie mehr Öffentlichkeit herstellen wollen, aber nicht wissen wie. Die zaudert nicht lange und nimmt eine der Frauen direkt mit zu ihrer Teambesprechung nach Thyolo, an der immerhin 80 Leute teilnehmen. Außerdem bietet sie der Gruppe an, sich im nächsten Newsletter vorzustellen. »Die Zeit ist reif«, sagt Ulrike und ist ein bisschen stolz über den frischen Wind, den sie mit ihrer vorsichtigen Beharrlichkeit erzeugt hat. »Wenn sich unsere Leute nicht einmal trauen, über die Krankheit zu sprechen, wie können wir da erwarten, dass sich das Verhalten der Dorfbewohner ändert?«

Denn die Botschaft, die von dem Wort Aids ausgeht, ist noch immer düster und angstbesetzt. Viele Malawier verbinden mit der Immunschwächekrankheit »Tod, Strafe Gottes, Untreue, Sünde«, wie eine Studie von »Ärzte ohne Grenzen« zeigt. Wer möchte damit schon in Verbindung gebracht werden? Und so scheuen die meisten, die sich mit dem HI-Virus infiziert haben, davor zurück, sich offen zu der Krankheit zu bekennen. Sie fürchten, dass sich Verwandte, Freunde oder Nachbarn von ihnen abwenden, schlecht über sie reden oder sie offen anfeinden könnten. Aids ist schon schlimm genug, die Furcht vor der sozialen Ausgrenzung aber lastet mindestens so schwer auf den Kranken. Eine malawische Kollegin, so Ulrike, vertrete sogar die Ansicht, dass die Angst vor dem Stigma stärker sei als die Angst zu sterben. Menschen wie Winnie Jalasi, die seit Jahren HIV-positiv ist, ihre Medikamente nimmt und mittlerweile offen über die Krankheit spricht, übernehmen daher eine nicht zu unterschätzende Vorbildfunktion. Denn mehr Wissen allein führt nicht unbedingt zu einem vernünftigeren Verhalten. »Die alten Muster, Überzeugungen und Ängste sind sehr stark, stärker gar als die Versprechungen der modernen Medizin«, sagte Ulrike.

Sie weiß, dass trotz aller Fortschritte im Projekt letztlich eine mehrjährige, groß angelegte Kampagne her muss, um landesweit das Stigma zu brechen. Um die kulturellen und traditionellen Riten zu hinterfragen. Um das Verhalten der Männer aufs Korn zu nehmen: damit die sich früher testen lassen, ihre HIV-positiven Ehefrauen nicht mehr verstoßen, den Frauen sexuelle Rechte zugestehen und endlich Kondome benutzen.

—

Zwei Jahre lang, bis zum Sommer 2008, wird Ulrike von Pilar voraussichtlich in Malawi bleiben. Es ist ein wahrer Knochenjob, den sich die Mitfünfzigerin aufgeladen hat. Die ersten Monate kommt sie kaum zum Atemholen. Ulrikes Vorgängerin hat das Projekt bereits mehrere Wochen vor ihrer Ankunft verlassen, und die Hälfte ihrer Mitarbeiter in leitenden Positionen ist neu. »Da musst du viel zuhören und gleichzeitig sofort funktionieren«, sagt sie. »Es gab viel, was schnell entschieden werden musste.«

Mehr als froh ist sie daher über Moses Massaquoi, einen erfahrenen liberianischen Arzt, der als medizinischer Koordinator das Projekt fachlich im Griff hat und es vorantreibt. »So jemanden an meiner Seite zu haben, ist Gold wert.« Auch sonst hat sie großes Glück mit ihren Mitarbeitern. Einige ihrer malawischen Kollegen sind so erfahren in ihrem Fach, dass sie von der Regierung als nationale Trainer angefordert und mehrmals im Jahr für Vorträge oder Kurse freigestellt werden. Ulrike weiß es zu schätzen, wenn jemand gut ausgebildet ist und schickt daher, wann immer es möglich ist, ihre malawischen Kollegen zu beruflichen Fortbildungen ins Ausland.

Sie selbst steckt anfangs viel Energie in das neue Koordinationsteam. Ulrike etabliert regelmäßige Besprechungen, deren Ergebnisse für alle einsehbar veröffentlicht werden. Sie erarbeitet mit ihren Kollegen ein neues transparentes Gehaltssystem und entwickelt mit ihnen eine »health policy«. Darin ist festgelegt, welche Ausgaben »Ärzte ohne Grenzen« für die Angestellten und ihre Familienangehörigen übernimmt, wenn jemand erkrankt. »Das waren ganz schöne Brocken«, stöhnt sie und freut sich, dass sie nun beiseite geschoben sind.

Von Anfang an nimmt sie sich auch vor, so schnell wie möglich alle Mitarbeiter kennen zu lernen: 17 internationale Mitarbeiter aus ebenso vielen Ländern und mehr als 200 Malawier. Sie hält zudem Kontakt mit der Regierung, mit Botschaften und Forschungsinstituten im Land, schreibt ausführliche Projektberichte und empfängt unzählige Besucher, die das Aids-Projekt besichtigen wollen. »Diese Berichte und Besucher sind manchmal wirklich eine Plage«, schnaubt sie genervt. Zumal sie viele dieser Gäste tagelang in ihrem Häuschen unterbringen muss.

Bei den »Vereinsaktivitäten« hingegen pocht ihr Herzblut. Schon früh hebt sie die mittlerweile bei ihren Kollegen sehr geschätzte »Saturday Academy« aus der Taufe, die in den Büroräumen von »Ärzte ohne Grenzen« stattfindet. Fortan wird samstags nicht mehr gearbeitet, sondern ein bis zwei Mal im Monat diskutiert: über die Prinzipien der Organisation, das humanitäre Völkerrecht, malawische Kultur oder die Rolle von traditionellen Geburtshelferinnen. Ulrike lädt auch Gäste ein, wie Noerine Kaleeba, die Mitbegründerin der ugandischen Aidsorganisation TASO, eine der bekanntesten in Afrika. Die Aidsaktivistin spricht Themen an, bei denen es mucksmäuschenstill wird im

Raum. Sie kritisiert die sexuelle Unterdrückung der afrikanischen Frau, redet über alte, traditionelle Riten, bei denen junge Mädchen von erfahrenen Männern sexuell ins Erwachsenenleben eingeführt werden und die in Zeiten von Aids nicht mehr angebracht sind oder über Homosexualität in Afrika. »Eine beeindruckende Frau«, so Ulrike. »Die Leute hingen ihr an den Lippen. Wenn du in einem Land lebst, in dem es kein Korrektiv gibt für tradierte Überzeugungen, weil es außerhalb der Städte keine Zeitungen, Fernsehen oder Internet gibt, wie sollen da tabubrechende Themen die Menschen erreichen?«

Immerhin, Ende März 2007 outet sich der »Commissioner« des Distrikts Salima, HIV-positiv zu sein – ein wichtiges Signal für mehr Offenheit. Doch nur kurze Zeit später erscheint als Gegenreaktion in der englischsprachigen Tageszeitung »The Nation« ein Leitartikel, dem zufolge alle HIV-Positiven in ein Camp gesperrt werden müssten. »Bei dem jetzigen Tempo wird es mindestens eine Generation dauern, um das Stigma zu brechen. Aber haben die Menschen die Zeit?«, fragt Ulrike. Und wie lange soll »Ärzte ohne Grenzen« die Projekte mittragen? Vor Kurzem hat sie das erste Mal zaghaft angedeutet, dass sich ihre Organisation vielleicht in ein paar Jahren zurückziehen wird und damit bei vielen für großes Herzklopfen gesorgt. »Viele fürchten, dass in Thyolo alles zusammenkracht, wenn wir gehen. Trotzdem muss ich die Frage stellen.« Ganz eng arbeitet das Team daher mit den malawischen Behörden zusammen, denn sie werden das Projekt irgendwann übernehmen.

—

Geld spielt beim Kampf gegen Aids eine große Rolle. Allerdings nicht unbedingt die wichtigste. Mindestens ebenbürtig ist die Personalfrage. »Sieben Kilometer bin ich gelaufen, um hierher zu kommen. Und schauen Sie sich die Schlange vor dem Krankenhaus an. Das wird Stunden dauern, bis ich dran komme. Die Regierung muss für mehr Ärzte, Assistenzärzte und Krankenschwestern sorgen«, schimpft Aloysio, ein 32-jähriger Mann, als er vor dem Distriktkrankenhaus in Thyolo wartet und von Mitarbeitern von »Ärzte ohne Grenzen« befragt wird. Er hat Recht. Es gibt viel zu wenig medizinische Fachkräfte im Land.

Angeblich gibt es in der nordenglischen Stadt Manchester mehr malawische Ärzte als in Malawi selbst. Von denen, die noch im Land geblieben sind, arbeitet die Hälfte in den Städten, die ländlichen Gebiete sind chronisch unterversorgt. Bei den Krankenschwestern sieht es nicht besser aus: Im ländlichen Raum sind 60 Prozent der Stellen unbesetzt.

»In Thyolo«, sagt Ulrike, »gibt es zwei Krankenhäuser und 28 Gesundheitszentren. Aber keinen malawischen Arzt.« Und dann korrigiert sie sich, denn die Gesundheitsbeamtin des Distriktes ist eine junge Ärztin, aber sie behandelt nicht. Die meiste Arbeit wird von den so genannten »Clinical Officers« gemacht, Assistenzärzten, die weniger lange studiert haben und meist in den Krankenhäusern arbeiten. In den Gesundheitszentren hingegen, die für die ländliche Bevölkerung besonders wichtig sind, schuften Krankenschwestern und medizinische Assistenten. »Sie haben täglich oft weit mehr als 100 Patienten zu versorgen«, so Ulrike.

Zu einfach wäre es allerdings, mit dem Finger auf diejenigen zu zeigen, die ins Ausland gehen. Schließlich schicken sie viel Geld zurück nach Malawi und helfen damit ihren Familien zu überleben. Doch für diejenigen, die im Land bleiben und in den chronisch unterversorgten medizinischen Einrichtungen arbeiten, sieht es düster aus. Viele sind völlig überarbeitet, frustriert und nehmen nicht selten einen zweiten oder gar dritten Job an, weil die durchschnittlich 87 Dollar monatlicher Lohn für eine Krankenschwester vorn und hinten nicht reichen, um die Familie durchzubringen.

»Wir haben die Aidsbehandlung hier so vereinfacht und das Personal so gut trainiert, dass in sechs Gesundheitszentren die Krankenschwestern und medizinischen Assistenten selbst entscheiden können, ob die Patienten auf antiretrovirale Medikamente gesetzt werden müssen. Ein riesiger Fortschritt, denn die Behandlung muss näher an die Dörfer ran«, erklärt Ulrike. Das funktioniert gut im Moment. Auch, weil hunderte freiwillige Gesundheitshelfer in den Dörfern in ständigem Kontakt mit den Patienten sind. Sie kontrollieren, ob die Kranken ihre Medikamente regelmäßig schlucken oder schicken sie zum Gesundheitszentrum, wenn Nebenwirkungen auftauchen. Aber wie soll das werden, wenn immer mehr Menschen Aidsmedikamente brauchen, die Personaldecke aber so dünn bleibt? Schließlich werden schon heute rund 70 Prozent aller Betten in Malawis Krankenhäusern von HIV-Infizierten belegt. Und dann sagt Ulrike so nebenbei: »Dabei ist Aids ja nur ein Problem von vielen. Auch hier haben die Menschen Bluthochdruck, ein krankes Herz, sie brechen sich den Arm, brauchen Geburtshilfe oder bekommen Krebs.«

Trotz all dieser Hürden bleibt Ulrike ihrer alten Devise »Bangemachen gilt nicht« treu. Schließlich will sie Dinge vorantreiben, bewegen. Sonst wäre sie in dieser Position auch fehl am Platz.

—

Freizeit hingegen gestaltet sich für sie eher schwierig. »Es ist nicht leicht, hier etwas anderes zu machen, als zu arbeiten«, sagt sie. In ihrem neuen Zuhause hat sie zwar ihre Bücher und ihre Musik, in Blantyre aber ist das kulturelle Leben arg dürftig. »Es gibt kein einziges Kino«, bedauert sie. Weder in Blantyre noch in irgendeiner anderen Stadt Malawis. Einmal war sie zu einem klassischen Konzert im französischen Kulturzentrum und zweimal im Theater. Das ist ihre Art, sich zu erholen. Nachtclubs und Bars liegen ihr nicht so sehr.

Meist, gibt sie zu, sei sie abends auch schlicht zu müde, um noch auszugehen. Zu erschöpft, um neue Leute außerhalb ihres beruflichen Umfeldes kennen zu lernen. Mit den eigenen Kollegen hingegen, so nett sie auch sind, enden fast alle Gespräche unweigerlich bei der Arbeit, zumal sie stets deren Chefin bleibt. »Manchmal wünsche ich mir, für ein paar Stunden mit einer vertrauten Person die Seele baumeln zu lassen. Einfach so, als Ulrike.«

Ein bisschen zu schaffen machen ihr zudem die Sicherheitsregeln. Malawi ist zwar ein friedliches Land, aber sehr arm. Ihr Häuschen liegt daher hinter einer hohen Mauer, vor der nachts ein Wächter mit scharfen Hunden seine Runden dreht. Wenig ratsam ist es auch, den Laptop abends aus dem Büro mit nach Hause zu nehmen und sich zu Fuß auf den Weg zu machen. Dafür passieren zu viele Überfälle. Öffentlichen Nahverkehr gibt es nicht, und die privaten Minibusse sind für die ausländischen Mitarbeiter ihrer Organisation verboten, weil sie zu unsicher sind. Wie bei »Ärzte ohne Grenzen« üblich soll sie zudem nicht selbst Auto fahren, weil das erfahrungsgemäß bei Unfällen zu Problemen führt. Sie sieht die Regeln ein, und doch fühlt sie sich in ihrer Bewegungsfreiheit eingeschränkt. »Es ist einfach lästig, ständig jemanden zu bitten, mich irgendwohin zu fahren.«

Wenn sie dann mal am Wochenende über den Markt schlendert oder sich in einem der wenigen Cafés die Zeit vertreibt, kann sie als weiße Frau mit weißgrauen Haaren auch nicht wirklich in der Menge verschwinden. Anders als in der Hauptstadt Lilongwe gibt es in Blantyre eher wenige Ausländer. »Durchaus gewöhnungsbedürftig«, lacht sie und versteht seitdem noch besser, wie sich Schwarze in deutschen Städten und Dörfern fühlen. All das nerve sie manchmal, sei aber kein Grund zur Klage.

—

Hin und wieder schafft sie es und fährt raus in die Dörfer. Um nicht im Büroalltag zu versinken, um im Kontakt zu bleiben mit den Menschen, um selbst zu sehen, zu hören und zu spüren, wo es gut läuft oder eben nicht. Bei einer dieser Fahrten lernt sie eines Tages Victoria Greshan kennen, eine Halbwaise. Rund eine halbe Million malawische Kinder haben entweder Mutter oder Vater oder sogar beide Elternteile durch Aids verloren. Das Mädchen ist 13 Jahre alt und lebt mit seiner Mutter in einem Dorf namens Magombo. Als Älteste von fünf Kindern weiß sie seit ihrem neunten Lebensjahr, dass sie HIV-positiv ist. Anfangs hustet sie stark und fühlt sich schwach. Acht Monate lang wird sie daraufhin auf Tuberkulose behandelt, eine häufige Begleiterkrankung von Aidskranken. Ihr Vater stirbt an dieser Krankheit

Als der Arzt ihr mitteilt, dass sie sich mit dem HI-Virus angesteckt hat, erklärt er ihr, dass sie nun täglich morgens und abends Tabletten einnehmen muss, damit es ihr wieder besser geht. Anfangs fällt es dem Mädchen schwer, weil die Pillen so groß sind und es Mühe hat, sie runterzuschlucken. Doch mit der Zeit gewöhnt sich Victoria daran. Heute hilft sie ihrer Mutter, so gut sie kann. Sie holt Wasser vom Brunnen, geht zum Markt und kümmert sich um die jüngeren Geschwister. Vor allem die zweijährige Schwester macht ihr viel Arbeit. Denn die Mutter darf ihre Tochter nicht stillen, da sie selbst HIV-positiv ist und beim Stillen das Virus übertragen könnte. Die ersten acht Monate erhält die Kleine daher Laktosemilch und später Plumpynut, eine Erdnusspaste, die als Nahrungsersatz dient. Victoria ist dafür zuständig, die Schwester zu füttern. Die Mühe lohnt sich, denn die Kleine ist gesund.

Eines Tages nimmt Victoria all ihren Mut zusammen und fragt ihre Mutter, wie sie sich angesteckt hat. »Von deinen Eltern«, lautet die ehrliche Antwort. Seitdem hat das Mädchen nie wieder nachgehakt. Wenn sie mit der Schule fertig ist, möchte sie gern Krankenschwester werden, um anderen Aidspatienten zu helfen. Und um ihnen zu sagen, dass diese Krankheit nicht das Ende ihres Lebens bedeutet.

—

Selbst für Kinder, die viel jünger sind als Victoria und die bisher sterben mussten, gibt es seit einiger Zeit neue Hoffnung. »Ganz langsam bewegen sich die Dinge. Selbst bei der Behandlung von Säuglingen«, sagt Moses Massaquoi, der liberianische Arzt. »Vor Kurzem haben wir das erste Mal das neue Kindermedikament ›Pedimune‹ bestellt, das für Babys und Kinder geeignet ist. Es lässt sich in Wasser auflösen und ist somit viel einfacher zu schlucken als die bisher großen Pillen«, so der Mediziner. Vor allem können die Ärzte damit endlich auch Babys behandeln, die noch zu klein sind, um Tabletten zu schlucken. In der Regel können sie das erst, wenn sie feste Nahrung zu sich nehmen. Und noch etwas ist jetzt besser: Das neue Kindermedikament lässt sich einfacher und genauer dosieren. Zuvor haben Kinder nur Tabletten für Erwachsene erhalten, die auf gut Glück gebrochen und zerkleinert wurden. »Eine richtige Dosierung ist so natürlich unmöglich«, erklärt Moses Massaquoi. Wer aber falsch dosiert, riskiert, dass sich Resistenzen bilden oder unnötige Nebenwirkungen einstellen.

Der Arzt, der bereits seit mehreren Jahren in Aids-Projekten arbeitet, freut sich zudem, dass Malawi jetzt über ein Labor verfügt, in dem ein bestimmtes Diagnoseverfahren mit dem schwierigen Namen Polymerase-Kettenreaktion durchgeführt werden kann. Es spürt das HI-Virus im Blut auf, auch bei Kindern unter 18 Monaten. »Vorher konnten wir hier schlicht nicht feststellen, ob ein Säugling infiziert war oder nicht. So sind viele gestorben, bevor wir ihnen helfen konnten.«

Wie wichtig dieser technische Fortschritt ist, wird deutlich, wenn man sich die Zahl der betroffenen Kinder ansieht. Allein in Ländern südlich der Sahara, zu denen auch Malawi gehört, sind im Jahr 2006 etwa 340.000 Kinder an Aids gestorben. In West- und Zentraleuropa waren es gerade einmal 100. Bei den meisten Kindern wird das Virus bei der Geburt oder beim Stillen von der Mutter auf das Kind übertragen. Die Hälfte der HIV-positiven Babys, die nicht zuverlässig getestet und richtig behandelt werden, stirbt vor dem zweiten Geburtstag. Älter als fünf Jahre wird kaum ein Kind. »Wir freuen uns über jeden Fortschritt, der bedeutet, dass weniger Kinder an Aids sterben. Insgesamt aber ist das Schneckentempo in der Forschung mehr als beschämend«, so Ulrike.

—

Nach zehn Monaten in Malawi kehrt Ulrike von Pilar das erste Mal für ein paar Wochen nach Deutschland zurück. Die Zeit reicht gerade, um die Batterien wieder aufzuladen. Schwerer als die viele Arbeit liegt ihr jedoch eine andere Sache auf der Seele: die Distanz, die mit keiner noch so rosaroten Brille aufzuheben ist, zwischen ihr und den Menschen im Land. »Wir haben die Wahl. Sie nicht«, resümiert sie knapp. »Das kann niemand wegdiskutieren, es trennt uns. Und ich finde das schwer auszuhalten.«

Der britische Rundfunksender BBC hat kürzlich berichtet, dass es den Sargbauern in Malawis Hauptstadt Lilongwe schlecht gehe. Wo sich noch vor kurzem beinahe 60 Sargunternehmer an der breiten Lubani Road rund um die Uhr Konkurrenz machten, seien mittlerweile viele Tischler auf Möbel umgestiegen. Das liegt der BBC zufolge daran, dass immer weniger Menschen in Malawi an Aids sterben. Die Lebenden hingegen benötigen Möbel. Vielleicht ist die Flaute in der Sparte Sargbau ja ein erster Hoffnungsschimmer für den Niedergang der Seuche.

Frust im Bauch

MARIELUISE LINDERER

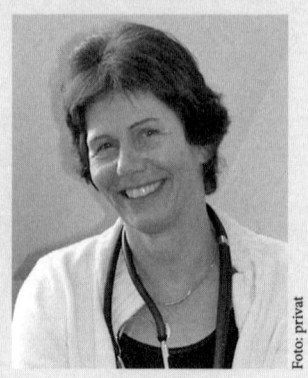

Foto: privat

Jahrgang 1948, ist Fachärztin für Anästhesie und Allgemeinmedizin sowie Ärztin für Naturheilkunde. Seit 1991 betreibt
sie eine eigene Hausarztpraxis in Berlin.
Mit »Ärzte ohne Grenzen« arbeitet sie
erstmals 1998 während des Bürgerkrieges in Sierra Leone. Danach ist sie im Kosovo, in Sri Lanka, im Irak und in Nigeria
tätig. Für »medihimal«, eine kleine Organisation für Entwicklungshilfe, engagiert
sie sich in Nepal und Nordindien.

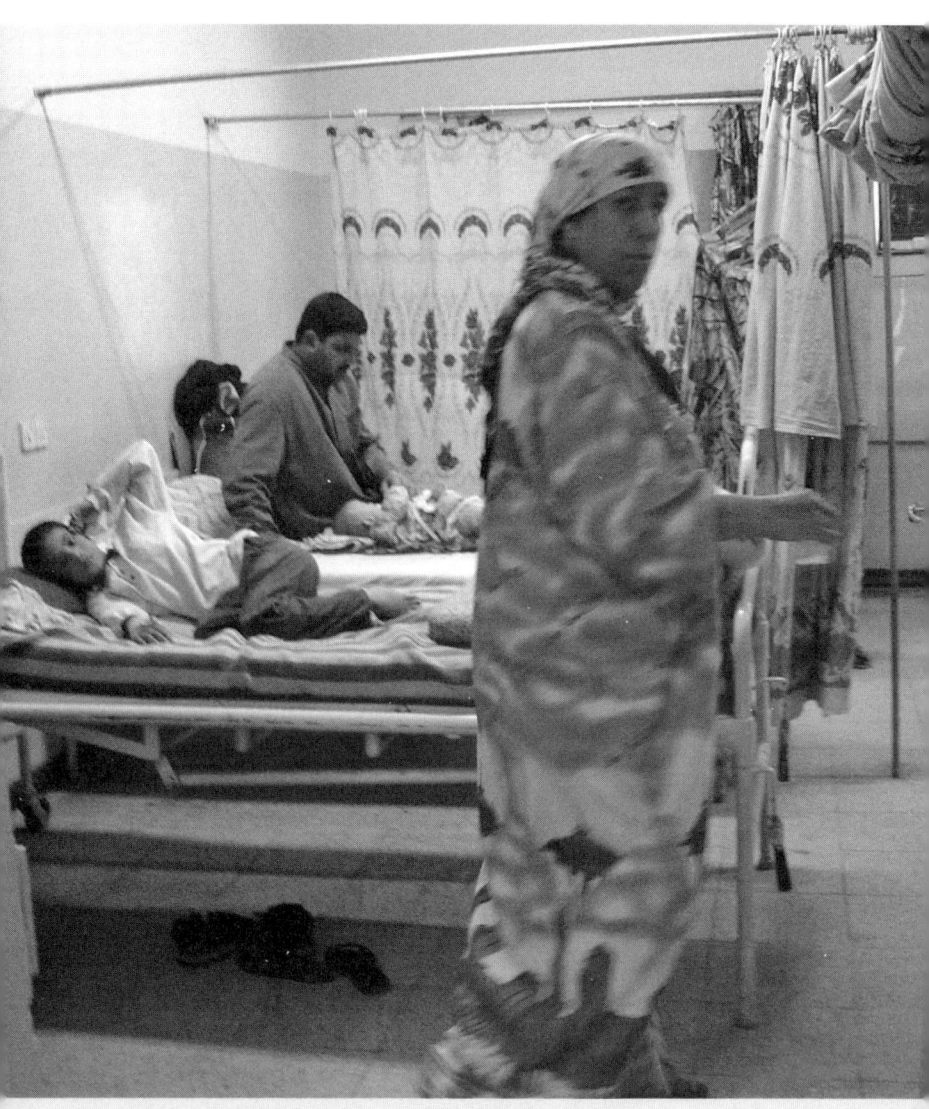

Patienten im Al-Zafaranya-Krankenhaus in Bagdad.

Foto: Morten Rostrup

Eine Zeitmaschine wäre nicht schlecht. Marieluise Linderer müsste dann nicht mehr mit sich hadern. Sie könnte diese eine Situation, die ihr selbst nach Jahren noch so schwer auf der Seele liegt, erneut erleben und sich anders verhalten, als sie es in Wirklichkeit getan hat. Was wäre dann passiert? Diese Frage treibt sie seit damals um.

Damals, das ist der April 2003. Sie ist in Bagdad. Die Hauptstadt ist gefallen, die amerikanischen Truppen haben das Sagen. Die Anästhesistin Marieluise Linderer steht im Sadr-City-Krankenhaus, im Norden der Stadt, und diskutiert mit irakischen Ärzten über die fürchterlichen Zustände im Krankenhaus. Sie ist genervt und enttäuscht: Hinter sich hat sie eine tagelange Odyssee durch zahlreiche Kliniken der Hauptstadt, die wegen der Kriegsfolgen überlastet sind. Doch das Hilfsangebot von »Ärzte ohne Grenzen«, ein chirurgisches Team zur Verfügung zu stellen, wird stets abgewiesen.

Im Raum nebenan, nur wenige Meter von ihr entfernt, schreit unaufhörlich ein kleiner Junge, der gerade verbunden wird. Er schreit vor Angst und Schmerzen. Wie bei einer Sirene drehen sich seine Schreie hoch, werden immer lauter und gehen der Ärztin durch Mark und Bein. Der kleine Junge muss einen Verbandswechsel ohne schmerzstillende Medikamente über sich ergehen lassen. An seinem Unterschenkel fehlt rundherum Haut und Muskulatur. »Schon beim Zusehen wurde mir ganz übel. Der Junge muss zu Tode erschrocken gewesen sein, als er sein eigenes Bein sah, von den Schmerzen mal ganz abgesehen«, erinnert sich Marieluise. Mit ein bisschen Ketamin, einem Betäubungsmittel, würde der Junge den Verbandswechsel durchschlafen. Doch einer der einheimischen Ärzte winkt ab. Es sei Krieg, das Volk sei Leiden gewöhnt, für einen Verbandswechsel im Operationssaal gäbe es weder Assistenten noch nötiges Reinigungspersonal, in schlechten Zeiten müsse es eben ohne Narkosemittel gehen. Ende der Diskussion.

Die Erinnerung an den schreienden Jungen verblasst auch Jahre später nicht. Mit einem befreundeten Kollegen spricht die Ärztin nach ihrer Rückkehr aus Bagdad viele Male über diese eine Situation. »Das Kind schrie Zeter und Mordio, während wir vor der Tür palaverten«, sagt sie. »Warum habe ich ihm nicht geholfen? Höflichkeit und Vorschriften sind gut und wichtig. Aber manchmal muss man sich eben darüber hinwegsetzen«, so die Ärztin heute. Der Stachel sitzt tief und sticht noch immer. Im Grunde spiegelt sich in dieser einen Szene, die sich am vorletzten Tag ihres Aufenthaltes in Bagdad ereignet, das ganze Dilemma ihres Irakeinsatzes.

—

Dabei sieht es anfangs ganz gut aus: Am 19. April, einem Samstag, kommen Marieluise und ihre Kollegen in Bagdad an: Sie sollen das vorherige chirurgische Team von »Ärzte ohne Grenzen« ablösen, das zu Beginn des Krieges dort gearbeitet hat. Zehn Tage zuvor ist die Hauptstadt gefallen.

Als sie am frühen Nachmittag in Bagdad einfahren, ist sie ein bisschen aufgeregt. Die 550 Kilometer von der jordanischen Grenze bis hierher hatten sich endlos in die Länge gezogen, da sie wegen eines heftigen Sandsturms nichts sehen konnte. Umso mehr freut sie sich auf die irakische Hauptstadt und merkt zu spät, dass sie Träumereien aufgesessen ist. Märchenhafte Bilder aus den Geschichten von Ali Baba und den 40 Räubern, von Palästen und vergoldeten Türmen drängen sich ihr auf. An den Straßenrändern hingegen liegen ausgebrannte Autowracks, halbverweste Esel mit aufgetriebenen Bäuchen und umgekippte Karren. Alle Gebäude sind staubig und dreckig, die Straßen total verstopft: Hupkonzerte, Rufe, Lärm. Als sie über den Tigris fahren, sieht sie halb versenkte Boote, das zerbombte Telekommunikationsgebäude und die riesigen Paläste. Sie erkennt das Hotel Palestine wieder, das sie viele Male im Fernsehen gesehen hat, und auch den Firdos-Platz mit der umgestürzten, gewaltigen Statue von Saddam Hussein. Und überall schleppen Plünderer Beutegut weg, in Autos, auf Karren oder mit bloßen Händen.

Doch ihr bleibt nicht viel Zeit, die Eindrücke von der Stadt und den Zerstörungen zu verarbeiten. In ihrer Unterkunft, der Pension »Al Abraj«, nahe dem ehemaligen Botschaftsviertel, trifft sie auf das fünfköpfige Team von »Ärzte ohne Grenzen« sowie auf die Fahrer, Übersetzer und die Pensionsbesitzer. Alle stellen sich vor, doch die Namen rauschen an Marieluise vorbei. Sie kommt nicht einmal dazu, ihren Rucksack auszupacken oder sich über ihr fensterloses Zimmer aufzuregen, in dem drei Betten so eng beieinanderstehen, dass sie nur über das Fußende einsteigen kann. Der Fahrer drängelt Marieluise zur Eile. Sie wird umgehend im Al-Zafaranya-Krankenhaus erwartet, wo sich »Ärzte ohne Grenzen« engagiert. Ihr Vorgänger im Projekt, ein österreichischer Anästhesist, möchte ihr vor seiner Abreise am nächsten Tag die irakischen Kollegen vorstellen und ihr alles zeigen.

Das kleine, schlecht ausgerüstete Krankenhaus mit 40 Betten liegt in einem armen Stadtviertel im Südosten Bagdads. Bauchoperationen, Kaiserschnitte, Leistenbrüche sind hier an der Tagesordnung. Marieluise wundert sich etwas, denn von Kriegsverletzungen gibt es hier keine Spur. Gleichwohl wird sie hier dringend gebraucht und ist froh, gleich mit der Arbeit loslegen zu können. Die Kollegen sind nett, mit den fremden Narkosegeräten kommt sie gut zurecht, die Operationen klappen reibungslos. Ungewohnt ist, dass sie ihren OP-Kittel nach der Arbeit selbst waschen und aufhängen muss. Aber an solchen Kleinigkeiten stört sich die Berliner Ärztin nicht sonderlich.

—

Drei Tage später allerdings, nach den Ostertagen, ist Marieluise arbeitslos. Im Al Zafaranya-Krankenhaus braucht man ihre Hilfe nicht mehr: Der irakische Anästhesist ist trotz der Kriegswirren wieder zur Arbeit erschienen, die OP-Mannschaft komplett. Einige Stunden beschäftigt sie sich noch mit Aufräumen, Putzen und der Installation von Narkosegeräten, die angeblich aus einem geplünderten Militärkrankenhaus stammen und irgendwie den Weg hierher geschafft haben. Doch dann gibt es nichts mehr für sie zu tun. Auch Sinan, der Chirurg von »Ärzte ohne Grenzen«, sitzt frustriert herum.

Also gehen sie »auf Erkundung« und besuchen tagelang gemeinsam Krankenhäuser und Gesundheitszentren in der Stadt, um ihre Hilfe anzubieten. Ihr Ziel ist, den kriegsbedingten Personalengpass in der Chirurgie auszugleichen, also irakische Ärzte zu ersetzen oder zu entlasten. So manche Klinik macht den Eindruck, als würden sie dringend gebraucht, denn die Zustände sind katastrophal. Manchmal stimmt der Direktor sogar zunächst einer Mitarbeit zu. Letztlich erhalten sie aber stets eine Absage.

Die Stimmung im Team sinkt schon nach wenigen Tagen auf den Nullpunkt, Frust macht sich breit. Sollen sie abreisen? Steckt System hinter all den Absagen oder suchen sie nur die falschen Kliniken auf? Die Mitarbeiter von »Ärzte ohne Grenzen« sind in hohem Maße irritiert. Ihre Beobachtungen in den Kliniken wollen einfach nicht zu den ablehnenden Reaktionen der Krankenhausdirektoren passen.

In einem Brief an ihre Tochter beschreibt Marieluise die Situation so: »Hier passiert Unglaubliches. Wir haben bisher ungefähr zehn Krankenhäuser abgeklappert. Der Bedarf ist riesig, aber man lässt uns nicht arbeiten. Gestern waren wir in einem Haus mit 200 Betten, eine Spezialklinik für Verbrennungen und Rekonstruktionschirurgie. Weil das Hospital zu Friedenszeiten nur geplante Operationen durchgeführt hat, gibt es keine Aufnahmestation für Notfälle. In der Eingangshalle herrscht daher totales Chaos: Die Patienten liegen dicht gedrängt nebeneinander. Ihre Versorgung wird unter haarsträubenden hygienischen Bedingungen durchgeführt: Es gibt keine Handschuhe, kein Wasser, keine richtige Wundreinigung, keine Schmerzstillung. Der Direktor war heilfroh, dass wir unsere Hilfe anboten. Doch als wir heute den Arbeitsvertrag unterzeichnen, die Einzelheiten mit ihm besprechen und endlich mit der Arbeit anfangen wollten, war er zur vereinbarten Zeit nicht da. Man hatte ihn angeblich zu einem Treffen aller Krankenhausdirektoren mit Jay Garner gebeten, dem Beauftragten der US-Regierung für den Aufbau der Zivilverwaltung. Als der Direktor endlich auftauchte, verschwand er gleich wieder. Es hieß, er sei zu einem Notfall gerufen worden und die Amis hätten ihm verboten, mit Hilfsorganisationen Verträge zu schließen. So erging es uns beinahe überall. Wir wissen nicht, was wirklich dahinter steckt, aber es sieht so aus, als ob auf dem Rücken der Patienten und des einheimischen Personals politische Kämpfe ausgetragen würden. Für uns war es jedenfalls kaum zu ertragen, in Sesseln rumzusitzen und in unmittelbarer Nähe die Schreie von Patienten zu hören, die ohne Schmerzmittel behandelt wurden.«

—

Lange Zeit gilt das irakische Gesundheitssystem als vorbildlich im Nahen Osten. Doch der Golfkrieg von 1991 und die folgenden wirtschaftlichen Sanktionen läuten unaufhaltbar den Niedergang der medizinischen Infrastruktur ein. Wichtige Medikamente, medizinisches Material oder Laborausrüstungen werden knapp. Komplizierte Operationen, für die Kranke aus der ganzen arabischen Welt zuvor in den Irak gekommen sind, finden Ende der 90er Jahre nur noch selten statt.

Im April 2003 allerdings haben sich die Arbeitsbedingungen in den Krankenhäusern Bagdads weiter dramatisch verschlechtert. Denn nach dem Fall der Hauptstadt fällt der Mob der Plünderer über die Hospitäler her und raubt alles, was nicht niet- und nagelfest ist: Betten, Schränke, Röntgengeräte, Medikamente, Waschbecken, nichts bleibt verschont. Die amerikanische Besatzungsmacht schaut diesem kriminellen Treiben zunächst tagelang zu. In den ersten Tagen der Plünderungen müssen sich die Angestellten der Krankenhäuser hilflos mit Stöcken gegen die Diebe verteidigen, obwohl amerikanische Panzer in der Nähe stehen. Doch die Soldaten greifen nicht ein. Dabei ist die Besatzungsmacht nach der Genfer Konvention verpflichtet, für Ruhe und Ordnung zu sorgen und die zivile Versorgung sicherzustellen.

Die Bombardierungen haben zudem die Trinkwasserversorgung und das Abwassersystem zerstört. Krankenhaushygiene ohne Wasser – wie soll das gehen? Zumal das Reinigungspersonal nicht zum Dienst erscheint und somit niemand die Operationssäle putzt oder die Bettwäsche wechselt. Auch der Strom bleibt stundenlang aus. Wichtige medizinische Geräte wie Sterilisatoren fallen aus, Impfstoffe bleiben ungekühlt und Aufzüge in mehrstöckigen Krankenhäusern stehen still. Zwar verfügen die meisten Hospitäler über Generatoren, doch sie eignen sich nicht für den Dauerbetrieb und müssen zudem mit teurem Benzin betrieben werden, für das die Krankenhäuser kein Geld mehr haben. Außerdem werden überall Medikamente und medizinisches Material knapp – sowohl für Notfallpatienten als auch für solche mit chronischen Krankheiten wie Epilepsie oder Diabetes. Mehrfach schlägt die Weltgesundheitsorganisation Alarm, um auf die verheerende Lage der Krankenhäuser in Bagdad aufmerksam zu machen und die amerikanische Besatzungsmacht an ihre Pflichten zu erinnern. Einstweilen regiert jedoch das Chaos.

Verschlimmert wird diese Situation dadurch, dass in den Krankenhäusern ein Machtvakuum herrscht. Die Sessel der Direktoren sind Schleudersitze: Wer heute noch Chef ist, kann morgen bereits abgesetzt werden. Unklar ist zudem, was von der amerikanischen Besatzungsmacht zu erwarten ist. Abwarten und Taktieren scheint daher überall die beste Devise zu sein.

—

Allabendlich besprechen Marieluise und ihre Kollegen in der Pension, ob und wie sie weitermachen sollen. Oft wird heftig gestritten. Ihre Chefs, die von Europa aus dieses Projekt koordinieren, geben ihnen freie Hand. Das Team in Bagdad soll vor Ort entscheiden, was am sinnvollsten ist. Sinan, der französische Chirurg, reist nach einer Woche als Erster ab. Er mag nicht mehr untätig rumsitzen. Marieluise will noch abwarten. Zumindest hat sie mittlerweile ein eigenes Zimmer mit kleiner Dusche und kann sich zurückziehen, wenn ihr die schlechte Stimmung im Team zu viel wird.

Jeden Tag schwärmt sie aufs Neue mit ihren Kollegen auf der Suche nach Arbeit aus. Was sie zu sehen bekommen, ist deprimierend: Teilweise wurden die Gesundheitszentren vollständig geplündert und selbst Wasser- und Stromleitungen aus den Wänden gerissen. Hin und wieder können sie zumindest medizinisches Material und Medikamente an die Krankenhäuser oder Kliniken liefern. Besonders gefragt sind externe Fixateure für offene Brüche, bei denen Schrauben durch Haut und Knochen gebohrt werden, um den Bruch zu stabilisieren. Alle anderen Methoden sind derzeit aus hygienischen Gründen unmöglich.

In einer neurologischen Klinik diskutieren sie lange mit dem Chefarzt über die Lage der Krankenhäuser. Er vergleicht die Notaufnahme seiner Klinik mit einer Busstation: Jeder komme und gehe, wie er wolle. Man könne Tee kochen oder zu Mittag essen. Die Patienten und ihre Angehörigen nähmen sich selbst auf und entließen sich auch selbst. Keiner habe einem anderen etwas zu sagen. Ihre Freiheit hätten sie sich wirklich anders vorgestellt, so der Chefarzt. Zunächst sieht es so aus, als könnte Marieluise in dieser Klinik arbeiten, denn sie benötigen Personal für die Anästhesie. Letztlich stellt sich aber heraus, dass sie dort neurochirurgische Intensivschwestern und -pfleger benötigen und keine Ärzte. Enttäuscht zieht sie weiter.

Das Team besichtigt auch das Ambulanzzentrum oder das, was von ihm übrig geblieben ist. Hier warteten vor dem Krieg 100 Krankenwagen auf ihren Einsatz, doch nach dem Fall Bagdads wurden die meisten geklaut oder für Diebstahlfahrten zweckentfremdet. Jetzt gibt es nur noch 40 Autos, die zudem fast alle bis auf das Lenkrad und die beiden Vordersitze von Plünderern entkernt wurden. Krankenliege, medizinische Geräte, Notfallkoffer – alles weg. Die Fahrer und Sanitäter kommen zwar täglich zur Arbeit, fühlen sich aber nutzlos. Da das gesamte zivile Kommunikationssystem in Bagdad zusammengebrochen ist, funktionieren auch keine Telefone mehr. Wer einen Krankenwagen braucht, muss persönlich vorstellig werden. Und am besten das Benzin gleich mitbringen.

Angesichts dieser Lage schäumt Marieluise vor Wut, als sie erfährt, dass der amerikanische Präsident seinen Wählern zu Hause erzählt, in Bagdad würden die Krankenhäuser funktionieren. »Die Interviewanfrage eines amerikanischen Radiosenders kam gerade rechtzeitig«, sagt sie. Zumindest kann sie so ihrer Empörung über das Statement des US-Präsidenten Ausdruck verleihen.

—

Das Irakprojekt von »Ärzte ohne Grenzen« steht von Anfang an unter keinem guten Stern. Bereits vor dem Krieg dauerte es sehr lange, bis die Organisation für die ersten fünf Mitarbeiter Einreisegenehmigungen erhielt. Als die Amerikaner am 20. März 2003 in den frühen Morgenstunden zum ersten Mal Bagdad bombardierten, besaß das Team noch immer keine Arbeitserlaubnis. Die bürokratischen Mühlen der Vorkriegsregierung mahlten unerträglich langsam.

Doch ohne Genehmigung geht nichts: Selbst bei großen Katastrophen mit vielen Verletzten oder Kranken kann eine Hilfsorganisation nicht einfach mit der Arbeit loslegen. Überall auf der Welt sind Stempel und Papiere nötig.

Ewald Stals, der 2003 von Brüssel aus das Irakprojekt von »Ärzte ohne Grenzen« koordinierte, erklärt, wie das Team schließlich doch noch an eine Erlaubnis kommt. »In der zweiten Bombennacht schlagen sich unsere Ärzte gegen Mitternacht ins Al Yarmouk-Krankenhaus durch, das über 1.000 Betten verfügt. Sie wollen dort ihre Hilfe anbieten, doch die irakischen Ärzte sind auf den Ansturm der Kriegsverletzten gut vorbereitet, haben alles im Griff. Zufällig stoßen sie bei diesem Besuch auf den Gesundheitsminister des Irak. Sie packen die Gelegenheit beim Schopf, sprechen den Minister an und erhalten die Zusage, im Al-Kindi-Krankenhaus arbeiten zu können.« Dort gibt es anfangs zwar nicht viele Kriegsverletzte, zumindest aber kann das chirurgische Team von »Ärzte ohne Grenzen« die irakischen Kollegen bei den klassischen Operationen entlasten.

Das Glück bleibt ihnen indes nicht lange hold. Nur wenige Tage später, am 2. April 2003, verschwinden drei Mitarbeiter von »Ärzte ohne Grenzen« spurlos: der französische Projektkoordinator François Calas, der sudanesische Logistiker Ibrahim Younis und der Iraker Munir F. Mohammad, der erst wenige Tage zuvor als Fahrer und Übersetzer angestellt worden war.

Ewald Stals erinnert sich: »Neun Tage lang haben wir nichts von ihnen gehört. Kein Wort. Kein Lebenszeichen. Sie waren einfach in einem schwarzen Loch verschwunden. Das Regime war kurz vor dem Zusammenbruch, und niemand fühlte sich mehr zuständig.« Die wenigen Informationen, die über das Verschwinden der drei bekannt werden, lassen indessen vermuten, dass der berüchtigte irakische Geheimdienst Mukhabarat dahintersteckt. Angesichts der neuen Lage entscheidet Ewald Stals gemeinsam mit dem restlichen Team in Bagdad, dass die Arbeit im Al-Kindi-Krankenhaus unterbrochen wird, aus Sicherheitsgründen und als Zeichen des Protestes. Neun zermürbende Tage lang sitzen die Ärzte also in ihrer Pension »Al Abraj« fest. Erst nach der Freilassung der drei Kollegen erfahren sie, was passiert ist:

Gegen 22.30 Uhr, so berichtet der verhaftete 43-jährige François Calas später, wird sein Kollege Ibrahim Younis von Mitgliedern des irakischen Geheimdienstes geweckt. Als die Männer auch an seine Tür klopfen, schaltet François Calas schnell seinen Computer aus, schafft es aber nicht mehr, das Satellitentelefon zu verstecken. Er wollte gerade eine Verbindung zu seinen Kollegen in Europa aufbauen. Die Männer vom Geheimdienst fordern die beiden auf mitzukommen. Vor der Pension kommt es zwischen Ibrahim und den Geheimdienstleuten zu einem Wortwechsel auf Arabisch. Ibrahim erfährt, dass sie unter Spionageverdacht stehen, ein typischer Vorwurf in repressiven Ländern. In Handschellen klettern sie auf die Ladefläche eines kleinen Lieferwagens. Während der Fahrt müssen sie ihre Köpfe ducken, damit sie nicht sehen, wohin sie gebracht werden. Eine Stunde etwa fahren sie kreuz und quer. Dann haben sie ihre vorläufige Endstation erreicht: das Zuchthaus Abu Ghraib. Dort treffen sie am nächsten Tag auch Munir F. Mohammad.

Gefangenennummer 323. Unter dieser Nummer wird der Projektleiter François Calas inhaftiert. »Wir wurden in verschiedenen Zellen desselben Gebäudes untergebracht. Ab vier Uhr nachmittags, wenn die Wärter das Licht ausschalteten, konnte ich Kontakt zu Ibrahim aufnehmen. Wir verständigten uns durch Zurufe, über vier Gefängniszellen hinweg«, berichtet er später. Zwei Mal täglich dürfen sie die etwa vier Quadratmeter große Zelle verlassen, um ihre Notdurft zu verrichten und um Wasser zu trinken. Auf dem Dach des Zuchthauses sind Abwehrgeschütze installiert, und hinter dem Gefängnis schießen die Iraker ihre Raketen ab. Die Inhaftierten können hören, wie das amerikanische Geschützfeuer sich täglich nähert und die Schlacht um den Flughafen von Bagdad beginnt. Drei Tage geht das so, dann werden sie verlegt: ins Zuchthaus von Falluja, etwa 20 Kilometer westlich von Bagdad.

Hier fühlen sie sich zwar vor den Bomben sicher, doch die allgemeinen Haftbedingungen sind katastrophal. Alle Gefangenen leben in einem Raum, für etwa 200 Häftlinge gibt es eine Latrine und eine Wasserstelle. Das Essen ist ungenießbar. »Wenn es mir möglich gewesen wäre, hätte ich Maßnahmen zur Cholerabekämpfung ergriffen«, scherzt François nach seiner Freilassung.

Nach einigen Tagen werden sie erneut verlegt. Dieses Mal geht es nach Al Ramadi, einem Ort, der weiter westlich liegt, an der Straße nach Jordanien. 175 Gefangene leben hier in zwei Räumen, die nicht größer als 50 Quadratmeter sind. Zweieinhalb Tage sind sie hier zusammengepfercht, ohne auch nur einmal austreten zu können. Die sozialen Spannungen steigen, beim geringsten Anlass kommt es hier zu Prügeleien. Die drei halten sich abseits.

Zwei Mal wird François Calas in den neun Tagen verhört. Gewalt wird weder ihm noch seinen beiden Kollegen angetan.

Mehrmals beobachten sie allerdings, in welchem Zustand andere von den Verhören zurückkehren: Schläge und Elektroschocks sind an der Tagesordnung. Dann, völlig unerwartet, kommen alle Gefangenen zwei Tage nach dem Fall Bagdads frei. Das Regime kollabiert. Mit Bussen werden sie ins Stadtzentrum von Al Ramadi transportiert und sich selbst überlassen. Die drei schlagen sich nach Bagdad durch und erkennen die Stadt, die mehrere Tage unter heftigen Bombenangriffen gelegen hat, kaum wieder. Sehr erleichtert, aber körperlich und seelisch völlig erschöpft, kehren sie in die Pension »Al Abraj« zu ihren Kollegen zurück. Mit einem großen Schrecken sind sie noch einmal davongekommen.

Es hätte auch anders ausgehen können. War es das Risiko wert? Ewald Stals, der mitverantwortlich für diesen Einsatz war, überlegt kurz. »Ja«, sagt er dann. »Wir hatten die richtigen Leute an der richtigen Stelle« und meint damit, dass seine Kollegen vor der Verhaftung im Al-Kindi arbeiten konnten, einem der wichtigsten Krankenhäuser Bagdads während des Krieges. Auch am Sicherheitsmanagement zweifelt er nachträglich nicht. Ein Restrisiko bleibe schließlich immer bei Nothilfeeinsätzen. »Wir waren uns bewusst, dass die Pension vom Geheimdienst überwacht wurde, wie alle Gebäude, in denen sich damals Ausländer aufhielten«, sagt er. Seiner Ansicht nach ging die größte Gefahr für das Team auch nicht von den Bomben der Amerikaner aus. Denn »Ärzte ohne Grenzen« hatte zuvor viel Wert auf die richtige Lage der Unterkunft gelegt. Die amerikanischen Militärstrategen würden, so die Einschätzung, weder das Botschaftsviertel in Bagdad, wo die Pension lag, noch die wichtigsten Krankenhäuser gezielt angreifen.

»Wir hatten mehr Angst vor dem Machtvakuum, das nach dem Fall der irakischen Regierung einsetzen würde. Und vor Straßenkämpfen oder unglücklichen Zufällen, bei denen unsere Mitarbeiter ins Kreuzfeuer rivalisierender Truppen geraten würden«, so Ewald Stals. Ein 47-jähriger Logistikkoordinator des Internationalen Komitees vom Roten Kreuz wurde auf diese Weise am 8. April in seinem Auto getötet.

—

Als Marieluise Linderer eine Woche nach der Freilassung der drei Kollegen in Bagdad eintrifft, ist die Stadt noch immer voller Waffen. Auf den zahlreichen Schwarzmärkten in der Stadt bieten Verkäufer geplünderte Sachen aller Art feil, darunter auch Kalaschnikows für 18 Dollar pro Stück, Munition inklusive. Sie sieht diese Waffen, hört das Geratter der Maschinengewehre und rollende Panzer. Angst hat sie trotzdem nicht. Selbst als sie eines Tages mit ihren Kollegen in einem Stau stecken bleibt und der Autofahrer auf der Spur neben ihnen plötzlich mit einer Handwaffe rumfuchtelt, bleibt Marieluise ganz ruhig. Ihr Kollege dreht langsam die Scheibe runter und fragt den Staunachbarn, ob er sich mit der Pistole den Weg freischießen wolle. Der Mann grinst und steckt die Waffe wieder ein. »Es war unwirklich, wie in einem Film«, so Marieluise. Bedroht fühlt sie sich nicht. Die Angst ist wie abgespalten.

Die Ärztin, Mutter von drei erwachsenen Kindern, macht sich während ihres Irakaufenthaltes nicht viele Gedanken über Sicherheitsrisiken. »Ich finde es sehr beruhigend, dass es bei ›Ärzte ohne Grenzen‹ immer Leute gibt, die viel Erfahrung mit Sicherheit haben. So kann ich mich auf die Medizin konzentrieren«, sagt sie. Da sie keinen besonderen Instinkt für brenzlige Situationen hat, hält sie sich streng an die Sicherheitsregeln, die ihr auferlegt werden. »Wenn mir gesagt wird, dass eine bestimmte Strecke zu gefährlich ist, diskutiere ich die Entscheidung nicht.« Erhält sie hingegen grünes Licht, fährt sie los.

»Ich denke nicht ständig daran, was wohl passieren könnte«, sagt sie. Sonst wäre sie wahrscheinlich gar nicht erst in den Irak gefahren.

—

Zunehmend nervös macht es sie jedoch, dass sie in Bagdad untätig herumsitzt, obwohl es genug zu tun gäbe. Am liebsten würde sich Marieluise über alle Entscheidungen der Krankenhausdirektoren hinwegsetzen. »Warum nicht einfach ein Feldlazarett mitten in der Stadt aufbauen?«, schlägt sie ihren Kollegen vor. »Müssen wir nicht mutiger sein und einfach loslegen mit der Arbeit?«, fragt sie sich unentwegt. »Was würde denn passieren, außer dass wir aus den Krankenhäusern rausgeschmissen würden?« Sie ist mittlerweile die einzige Ärztin im Team und erträgt das Nichtstun mit jedem Tag schlechter. Letztlich aber folgen die Kollegen ihren ungestümen Vorschlägen nicht. Schließlich sind sie Gäste im Irak.

Dann tut sich doch noch Arbeit auf. Bei einer ihrer Erkundungsfahrten von Klinik zu Klinik folgt ihnen in der letzten Aprilwoche ein Auto. Irgendwann trauen sich die Insassen, den Fahrer von Marieluises Wagen anzusprechen. Ob die Ärztin vielleicht nach einem Patienten schauen könne, der schwer krank zu Hause liege. Die Anfrage reizt Marieluise sehr. Schließlich hat sie in Berlin eine eigene Praxis, macht oft Hausbesuche und könnte sich endlich nützlich machen. Eine kurze Rücksprache mit ihrem Projektleiter genügt, und schon fahren sie zum Wohnhaus des Kranken in ein altes, sehr armes Stadtviertel von Bagdad, Shaowaka genannt.

Durch einen Torbogen, der lediglich mit einem Vorhang versehen ist, tritt sie in einen schattigen Innenhof mit einer großen Pflanze in der Mitte. Vom ersten Moment an fühlt sie sich hier wohl, wie in einer anderen Welt. »Der Krieg war hier ausgeschlossen«, lacht sie und freut sich darüber, erneut in ihren Erinnerungen an diese Familie kramen zu können.

Wunderschöne Teppiche hängen von den Balkonen im ersten Stock. Spielende Kinder halten inne, und verschleierte Frauen, jung und alt, ziehen sich zunächst schüchtern in eine Nische zurück. Sie wissen nicht, wer die fremde Frau ist. Marieluise wird in ein ebenerdiges kleines Zimmer gebeten, direkt neben dem Torbogen. Der Patient, ein junger Mann, liegt auf dem Boden. Er heißt Mohammed Ali und ist 32 Jahre alt.

In dem Raum gibt es kaum Möbel, nur ein kleines Tischchen für Tee. Die Ärztin kniet sich neben den Mann hin, der über sehr starke Bauch- und Rückenschmerzen klagt, kaum noch essen mag und bereits sehr abgemagert ist. Seit einer Woche geht es ihm schlecht. Auch im Krankenhaus konnten die Ärzte ihm nicht helfen. Mohammeds Mutter, eine kleine hutzelige Frau um die 50, ist sehr besorgt.

Zunächst befürchtet Marieluise eine akute Bauchentzündung und rät zu einem erneuten Besuch im Krankenhaus. Sie fährt also ins Ambulanzzentrum, um dort einen Krankenwagen für Mohammed aufzutreiben, was ihr nur mit großem Nachdruck gelingt. Dann holen sie den Kranken zu Hause ab und fahren gemeinsam ins »Medical Center«, wo sie den jungen Mann an die irakischen Kollegen übergibt.

Als sie drei Tage später nach ihm sehen will, ist Mohammed nirgends aufzutreiben. Sein Name steht auch nicht im Aufnahmebuch der Notfallstation. Ein junger Arzt hilft Marieluise bei der Suche, doch letztlich können sie ihn nicht finden und fahren zu ihm nach Hause.

Die etwa 30-köpfige Hausgemeinschaft empfängt Marieluise dieses Mal sehr herzlich. Sie erfährt, dass die Familie Mohammed schon nach kurzer Zeit wieder aus dem Krankenhaus herausgeholt hat, weil die Ärzte sich nur um Notfälle kümmern konnten. Dem Patienten geht es zwar etwas besser, aber der Rücken schmerzt noch sehr. Er kann weder laufen noch urinieren. Marieluise tippt jetzt auf einen Bandscheibenvorfall. Wenigstens isst Mohammed wieder und nimmt auch die Schmerztabletten ein, die sie ihm beim letzten Mal dagelassen hat.

Einen ganzen Tag verbringt Marieluise damit, eine Klinik zu finden, in der eine Computertomografie von Mohammeds Lendenwirbeln gemacht werden kann. Da die Telefone nicht funktionieren, muss sie alle Krankenhäuser abfahren und persönlich vorsprechen. In einer neurologischen Klinik hat sie Glück und erhält einen Termin für ihren Patienten – unter der Voraussetzung, dass die Familie die Aufnahme privat bezahlt und dass es an dem Tag Strom gibt. Trotzdem sind alle überglücklich. Irgendwie werden sie das Geld schon auftreiben.

Mohammed bleibt nicht der einzige Hausbesuch. Mehrere Male wird Marieluise auf offener Straße angesprochen. Meist kommt sie der Bitte nach, ist froh, wenigstens diesen Menschen helfen zu können. Auch in der kleinen Halle ihrer Pension tauchen Kranke auf und fragen nach Medikamenten, vor allem Familien mit chronisch kranken oder behinderten Kindern. Für sie kann Marieluise nichts tun, da sie die speziellen Arzneimittel nicht hat. In einem Krieg gehören diese Kranken von Anfang an zu den Verlierern.

—

Die Berliner Ärztin ist die Einzige im Team, die während ihrer Zeit in Bagdad zumindest kleine Erfolgserlebnisse mit Patienten hat. »Noch nie habe ich bei einem Einsatz eine so deprimierte Stimmung erlebt«, sagt sie. Ende April reicht es dann allen. Einstimmig beschließen sie, den Aufenthalt in Bagdad vorzeitig abzubrechen.

Doch dann fliegen wider Erwarten an ihrem vorletzten Tag in Bagdad die Hoffnungen noch einmal hoch. Der Direktor des Sadr-City-Krankenhauses hat ihnen schriftlich bestätigt, dass ihre Hilfe erwünscht sei. Als sie morgens im Zimmer des Direktors vorstellig werden, erfahren sie jedoch, dass es einen Wechsel an der Spitze gegeben hat. Der jetzige Stuhlinhaber steckt die Bestätigung in seine Jackentasche und weist ihre Hilfe zurück. Personal hätten sie genug. Als sie das Krankenhaus verlassen wollen, kommt es zu der für Marieluise unerträglichen Szene mit dem kleinen Jungen. Drei Leute halten ihn fest, während ihm ohne Narkose der Verband gewechselt wird. Am liebsten ginge sie dazwischen, doch sie traut sich nicht. Wütend und deprimiert zugleich ziehen sie ab. Beim Hinausgehen spürt Marieluise die Blicke der hilflosen Patienten wie tausend Nadeln im Rücken. »Ich will nach Hause, halte den Konflikt zwischen dem, was ich sehe und dem, was ich tun kann, nicht mehr aus«, notiert sie abends in ihr Tagebuch.

Während ihres Aufenthaltes in Bagdad haben sie in etwa der Hälfte der 34 Krankenhäuser der Hauptstadt und in rund zehn Gesundheitszentren vergeblich ihre Hilfe angeboten. In den Irak aufgebrochen ist Marieluise mit der Vorstellung, in den überfüllten Notaufnahmen der Krankenhäuser arbeiten zu können. »Die Bilder im Fernsehen haben mich regelrecht aus dem Sessel gerissen«, sagt sie rückblickend. Wenn sie heute an diesen Einsatz und ihre Gefühle denkt, kommt die Enttäuschung sofort wieder hoch. Auch die unbändige Wut. Nicht auf die irakischen Ärzte, die hätten schließlich unentgeltlich unter katastrophalen Bedingungen gearbeitet. Wohl aber auf deren Vorgesetzte, die Direktoren, und auf die amerikanischen Besatzer, die es zuließen, dass das Krankenhaussystem wochenlang nicht funktionierte.

Diese Wut, erklärt sie, habe zwei Seiten: »Schließlich muss ich mir in meiner Praxis die Zeit für einen solchen Einsatz schwer vom Urlaub abknapsen, lasse meine Patienten dafür im Stich, verdiene kaum Geld und habe im Grunde nur Kosten. Und dann sitze ich wochenlang nur nutzlos herum, weil man mich nicht arbeiten lässt, obwohl es genug Arbeit gäbe.« Das ist die eine Seite, die der äußeren Umstände sozusagen.

Die andere Seite betrifft das Selbstbild. »Wir wollen doch alle kleine Helden sein«, sagt sie selbstkritisch. Das sei die Kraft, die sie aus dem Sessel katapultiere und den Rucksack packen lasse. Gerade als Ärztin gehe man ins Projekt, um zu heilen, um etwas gut zu machen. »Wenn du zurückkommst, willst du dir auf die Schultern klopfen und sagen können, dass du etwas bewirkt hast.«

Im Irak aber bewirkt Marieluise nichts. Zumindest sieht sie das so. Sie seien im Chaos angekommen und hätten dieses Chaos unverändert hinterlassen. »Es war, als wären wir nie da gewesen«, sagt sie heute. »Ich war bei der Rückkehr nicht die Heldin, die ausgezogen war, ich war ein Häufchen Elend.«

Auch Ewald Stals hat viel über den Irakeinsatz und seine Rolle dabei nachgedacht. Die amerikanische Propaganda über die immensen Kriegsfolgen und die riesige Schar der Flüchtlinge sei ungemein effektiv gewesen und habe viele Schreckensszenarien in den Köpfen produziert. Sich davon freizumachen und sich der Instrumentalisierung durch das US-Militär zu widersetzen, war ihm zufolge nicht immer einfach. »Immerhin haben wir nur ein kleines Team nach Bagdad geschickt und uns nur auf 20.000 Flüchtlinge vorbereitet«, sagt er. Die Vereinten Nationen gingen damals von einer halben Million Flüchtlinge aus. Wie man heute weiß, blieben die vielen Camps, die für sie vorbereitet wurden, leer.

Einen kritischen Blick wirft Ewald Stals auch auf sich selbst. »Ich war sehr geschmeichelt und stolz, dass man mir zutraute, ein so wichtiges Projekt zu koordinieren.« Den Irakkrieg empfand er damals als einen historischen Moment. Die Aussicht, für CNN oder die BBC Interviews über die medizinische Lage in Bagdad geben zu können, faszinierte ihn und ließ ihn vor sich selbst irgendwie größer erscheinen. »Heute muss ich über mich lachen«, sagt er. Unvergesslich ist für ihn auch die aufmerksame Stille, die alle Kollegen ihm beim morgendlichen Briefing im Büro entgegenbrachten, dieses machtvolle Gefühl, im Zentrum zu stehen und alle hörten ihm zu. »All das tat gut und nährte mein Ego«, sagt er heute mit dem nötigen Abstand.

Ohne dieses Ego, ohne den Wunsch, ein kleiner wagemutiger Held zu sein, würde sich kaum jemand freiwillig in ein Kriegsgebiet begeben. Die »normale« Reaktion wäre schließlich in die entgegengesetzte Richtung. Erst wenn sich diese Befriedigung verselbstständigt und zum eigentlichen Ziel wird, gerät die humanitäre Idee aus der Balance.

—

Eine der wichtigsten Lektionen, die Marieluise Linderer bei ihren bisherigen Projekten gelernt hat, ist, dass es vor Ort letztlich immer ganz anders kommt als erwartet. Und die Heldin in ihr ist viel bescheidener geworden. »So manches Mal habe ich gedacht: Was machen wir hier eigentlich? Wir kleben Pflaster, aber was die Leute wirklich brauchen, sind politische Veränderungen.«

Heute macht der Irak fast täglich Schlagzeilen. Fast immer sind es schlechte Nachrichten über Selbstmordattentate, Entführungen oder Kämpfe zwischen verfeindeten Gruppen. Die Lage der Krankenhäuser ist schlimmer denn je: Mehr als die Hälfte der irakischen Ärzte hat mittlerweile das Land verlassen, denn Mediziner sind ebenso wie Polizisten oder Richter zur Zielscheibe fundamentalistischer Kräfte geworden. Die Wasser- und Stromversorgung ist sehr kritisch, die Sicherheitslage in Bagdad völlig inakzeptabel. Hilfsorganisationen können im Gegensatz zu 2003 kaum mit internationalem Personal im Irak arbeiten, da westliche Ausländer zu einer Zielscheibe geworden sind. Je unsichtbarer ihre Hilfe ist, desto besser.

Die Zauberkraft
der süßen Paste

KATRIN HASSELMANN

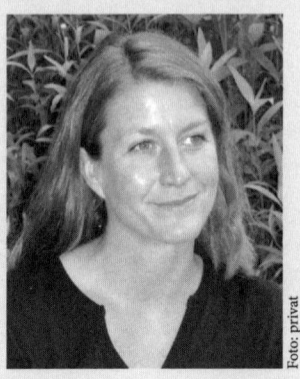

Jahrgang 1973, ist Krankenschwester und Diplom-Sozialpädagogin sowie Sozialarbeiterin. Zurzeit ist sie in Hamburg im Bereich »Kinder und Aids« als Sozialarbeiterin tätig. Vor ihrem Einsatz in Niger hat sie in den Jahren 2003/2004 mit »Ärzte ohne Grenzen« in Angola gearbeitet. Danach ist sie im Brüsseler Büro der Organisation beschäftigt und nimmt 2006 an einer Projekterkundung in Nepal teil. Zuletzt eröffnet sie ein neues Projekt im Norden der Zentralafrikanischen Republik.

Foto: privat

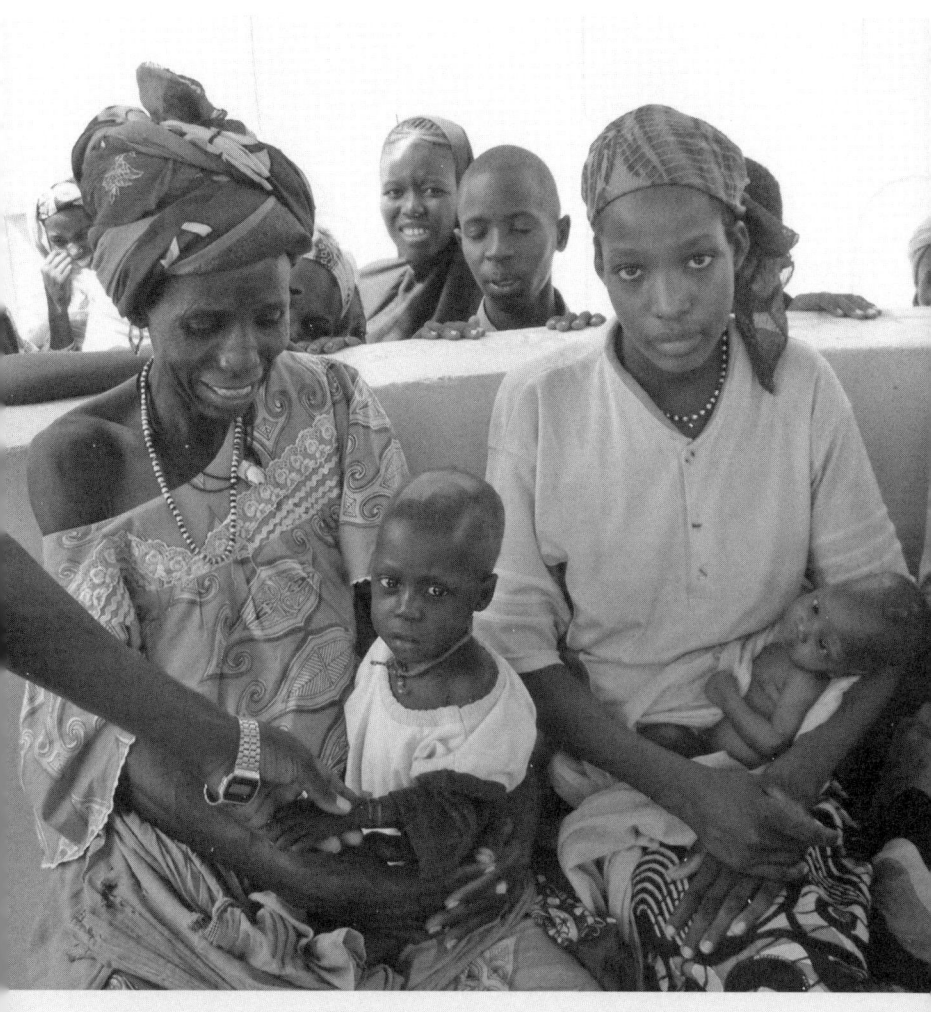

»Ibrahim, der kleine Dieb«, kurz vor seiner Entlassung.
Foto: Ula Maniewski

Farakou, Djamila und Rashida heißen die Kinder. Sie sind wohl die Ersten, über die eine britische Onlinejournalistin der BBC im Mai 2005 berichtet. Alle drei sind schwer unterernährt und kämpfen in einem Ernährungszentrum in Niger um ihr Leben. Für den zweijährigen Farakou kommt jede Hilfe zu spät. Er ist zu schwach, kann der Malaria und dem Brechdurchfall nichts mehr entgegensetzen. Ob die beiden Mädchen es schaffen, die trotz ihrer zwei Jahre gerade mal vier Kilo wiegen, bleibt offen.

Im Mai ist die Lage bereits sehr ernst. Tausende Familien im Süden Nigers haben kaum etwas zu essen, weil die letzte Ernte wegen der Dürre schlecht war, Heuschrecken über die Region hergefallen sind und kaum jemand Geld hat, um Nahrungsmittel zu kaufen. Mehr als 5.000 Kinder betreuen die Mitarbeiter von »Ärzte ohne Grenzen« bereits zu diesem Zeitpunkt. Ende des Jahres werden es mehr als 60.000 Kinder sein. Alle schwer unterernährt, alle jünger als fünf Jahre. Das ist so, als lebten in einer mittelgroßen Stadt wie Stralsund oder Kempten nur ausgemergelte Kindergartenkinder. So abgemagert, dass ihre Knochen durch die dünne Haut sichtbar werden und die dunklen Augen inmitten ihrer hohlwangigen kleinen Gesichter hervorstechen.

Im Mai scheucht die Meldung von den unterernährten Kindern allerdings niemanden auf. Auch im Juni bleibt es still. Erst als eine TV-Reporterin der BBC am 22. Juli in der Abendsendung aufwühlende Bilder von den dürren und apathischen Kindern zeigt, bewegt sich etwas. Es dauert nicht lange, und selbst die deutschen Medien schicken ihre Auslandskorrespondenten los. Auch andere Hilfsorganisationen und die europäischen Regierungen wachen plötzlich auf. Die dringenden Appelle von »Ärzte ohne Grenzen« und den Vereinten Nationen in den Monaten zuvor stießen hingegen auf taube Ohren. Erst die anrückende Medienkarawane in Niger schafft die Wende.

—

Als Katrin Hasselmann Mitte September 2005 nach Niger aufbricht, betreuen ihre Kollegen bereits mehr als 30.000 schwer unterernährte Kinder in drei südlichen Provinzen des Landes. Für die 32-jährige Hamburger Krankenschwester ist es die erste richtige »Emergency«, wie die akuten Hilfseinsätze im Jargon heißen. Sie ist aufgeregt. Die Schlagzeilen der letzten Wochen lassen Schlimmes befürchten, haben Bilder in ihrem Kopf erzeugt. Fünf Tage nimmt sie vor ihrer Reise an einem Vorbereitungskurs für dieses Projekt teil, aber wie sie auf den Anblick schwer unterernährter Kinder reagieren wird, lernt sie dort natürlich nicht. Und davon wird es viele geben in Tanout, einer kleinen Stadt am Rande der Ténéré-Wüste, in der südlichen Provinz Zinder. Vor vier Wochen haben ihre Kollegen dort ein neues Ernährungszentrum eröffnet. Und genau da will sie hin.

Bei ihrer Ankunft im Land kommt sie erst einmal aus dem Staunen nicht raus: In der nigrischen Hauptstadt Niamey geht alles ganz gemächlich zu. Keine Spur von Hektik, geschweige denn von unterernährten Kindern. Von dort aus fährt sie mit ihren Kollegen zwei Tage lang im Auto über die meist asphaltierte Süd-Nordost-Achse Richtung Tanout. Es gibt sogar Poller auf dieser Strecke, um den Geschwindigkeitsrausch der Autofahrer zu bremsen. Rechts und links entlang der Straße grünt und blüht es, dem Regen der letzten Wochen sei Dank. Dahinter endlose Wüste. In allen Städten und Dörfern auf dieser Strecke können sie Getreide, Gemüse oder Früchte kaufen. Gegen Abend halten sie irgendwo an, um zu übernachten. Sie vertreiben sich die Zeit in einem kleinen Restaurant und reiben sich verwundert die Augen. »Wir hatten etwas ganz anderes erwartet«, sagt Katrin rückblickend. »Ich dachte, die Kinder sterben hier, weil sie nichts zu essen haben.«

Sie irrt nicht. Allerdings ist die Lage kompliziert. Zwar fehlen im Land aufgrund der Dürre und Heuschreckenplage vom Vorjahr rund 220.000 Tonnen Hirse monatlich, und auch die Einfuhr von Getreide und Mais aus den Nachbarländern fällt 2005 geringer aus. Doch es gibt noch Nahrungsmittel, sie sind nur zu teuer für die Armen. Vor allem in den südlichen Provinzen, wo die Bevölkerung schneller wächst als der landwirtschaftliche Ertrag, haben die Menschen zu wenig zu essen. Mehr als eine karge Mahlzeit am Tag ist schon seit Monaten nicht mehr drin, wenn überhaupt. Die meisten Familien haben einfach nicht genug Geld, um auf den Märkten in Tanout oder anderswo Nahrung zu kaufen. Ihre Vorräte und das bisschen Bargeld sind bereits verbraucht. Zumal die Preise für Hirse im Sommer 2005 durch Preisspekulation um das Doppelte gestiegen sind.

Die Regierung hätte Abhilfe schaffen können, indem sie an die Menschen in den südlichen Provinzen kostenlos Nahrung verteilt hätte. Doch sie scheut vor diesem Schritt zurück, da sie von großen Finanzinstitutionen wie der Weltbank und dem Währungsfonds abhängig ist. Und die wiederum befürchten, dass der Getreidemarkt aus den Fugen gerät, wenn plötzlich Hirse gratis verteilt wird. »Der Markt geht vor«, so das Motto. Doch leider können die Armen den »Markt« nicht essen. Erst spät, wohl durch den Druck der Medienberichterstattung, erlaubt die Regierung, dass Nahrungsmittel kostenlos ausgegeben werden. Für viele Familien ist es da schon zu spät, ihre Kinder sind bereits schwer mangel- und unterernährt. Gleichzeitig sind es deutlich mehr Kinder als in früheren Jahren, wie die Zahlen von »Ärzte ohne Grenzen« belegen. Denn eins stimmt auch: Unterernährung ist in Niger, dem damals ärmsten Land der Welt, ein chronisches Phänomen.

—

Vier Wochen läuft das Ernährungsprojekt erst bei Katrins Ankunft in Tanout. Zu dem Zeitpunkt kümmern sich ihre Kollegen bereits ambulant um mehr als 700 schwer unterernährte Kinder. Knapp 90 müssen stationär behandelt werden. Es sind Kinder wie Ibrahim, der mit seinen zwei Jahren nur 3,9 Kilogramm wiegt und schweren Durchfall hat. Die behandelnde Ärztin, die 26-jährige Ula Maniewski aus Antwerpen, ist erschrocken über Ibrahims Zustand und fürchtet, dass sie ihn nicht retten kann. »Doch da kannte ich den Kleinen ja noch nicht«, lacht sie. Als Ibrahim in das Ernährungszentrum eingeliefert wird, ist er völlig ausgetrocknet und bis auf die Knochen abgemagert. Seine Wangen und Augen sind stark eingefallen. Der Kopf scheint viel zu groß für den zarten Körper mit den spindeldürren Armen und Beinen.

Ula und Yvonne, die Kinderärztin aus Benin, entscheiden, dass der Junge sofort auf die Intensivstation muss. Nur darf man sich hierunter nicht etwa eine Abteilung mit vielen Hightechgeräten vorstellen, wie man es aus den TV-Arztserien kennt. Gemeint ist vielmehr eine medizinische Betreuung rund um die Uhr. In ihrem geschwächten Zustand leiden viele Kinder unter Durchfall, Malaria oder Atemwegsinfektionen und brauchen dringend Medikamente.

Die Mütter teilen sich das Bett mit ihren kranken Kindern, denn ihre emotionale Zuwendung ist ebenso wichtig wie die Medizin. Achtmal täglich füttern sie ihre Kleinen mit einer besonderen Milch, die mit Öl, Zucker, Vitaminen und Mineralstoffen angereichert ist. Diese Milch ist eine kleine Kalorienbombe, die den Kindern eine schnelle Gewichtszunahme ermöglicht.

Sind sie zu schwach, um zu schlucken, hilft eine angelegte Nasensonde.

Kinder, die in einem so schwachen körperlichen Zustand wie Ibrahim auf die Intensivstation kommen, sind oft völlig apathisch. Sie reagieren nicht mehr auf äußere Reize. »Ibrahim war eine absolute Ausnahme«, erklärt Ula. »Schon nach kurzer Zeit setzte er sich zwischen all den liegenden Kindern und Müttern aufrecht ins Bett. Er war krank, klein und mager, aber seine Augen funkelten. Sein intensiver Blick hat uns schier durchbohrt.« Als er nach einigen Tagen das Schlimmste überstanden hat und in ein großes Zelt verlegt wird, beginnt er rasch herumzukrabbeln. Wann immer seine Mutter zur Latrine geht, versucht er, ihr zu folgen. Wann immer jemand an seinem Bett vorbeikommt, streckt er die Hand aus: Er ist hungrig. Aber seine Mutter hat strikte Anweisung, sich an die Essensvorschriften zu halten. Ibrahim beeindruckt das nicht sonderlich. Wenn sie mal abgelenkt ist, robbt er einfach zum Bett des Nachbarkindes. Entdeckt er dort ein Päckchen »Plumpynut«, mopst er es, reißt es mit den Zähnen auf und mümmelt die Erdnusspaste auf. Es dauert nicht lange, bis der Junge »Ibrahim, der Dieb« heißt. Die Herzen der ausländischen Helferinnen erobert er im Sturm, die nigrischen Krankenschwestern meiden ihn eher. Sie fürchten seinen durchdringenden Blick. Nach ungefähr drei Wochen ist der Junge kaum wiederzuerkennen und fit genug, seine Mutter nach Hause zu begleiten. Einmal wöchentlich gehen sie fortan zur ambulanten Betreuung.

—

Katrin hat sich ihre erste »Emergency« hektisch und chaotisch vorgestellt. Doch schon einen Monat nach der Eröffnung des Projektes läuft alles wie am Schnürchen. Die Phase des Chaos' ist bereits vorbei. Trotzdem tut sie sich anfangs etwas schwer: Die

Hitze tagsüber macht ihr arg zu schaffen, und auch die Nächte bringen bei mehr als 30 Grad keine wirkliche Abkühlung – nicht einmal draußen auf der Terrasse, wohin sie ihre Matratze verlegt, weil es im Haus stickig und kaum auszuhalten ist. Erst im Oktober kühlt es merklich ab.

Schon bevor sie in Tanout ankam, hat sich Katrin zudem den Kopf über das große Team vor Ort zerbrochen. 15 Leute würden sie sein. »Nur Frauen!«, stöhnt sie. »Davor hatte ich ein bisschen Angst, ich mag lieber gemischte Teams.« Ihre Befürchtungen stellen sich allerdings schnell als unbegründet heraus. »Es hat alles reibungslos geklappt. Gute Absprachen, klare Kommunikation, gegenseitige Unterstützung, wirklich toll.« Doch das Team bleibt groß und der Raum für die Privatsphäre klein. Glücklicherweise teilt sie sich ihr Zimmer mit einer italienischen Freundin, die als Logistikerin in Tanout arbeitet. »Aber es war ein Durchgangsraum. Dusche und Toilette waren nebenan, und sie waren sehr begehrt.« Dann schiebt sie nach: »Naja, andererseits war es eine riesige Überraschung, überhaupt eine Dusche zu haben, mit richtigem Duschkopf und fließendem Wasser. So einen Luxus habe ich weder zuvor noch jemals danach gehabt.« Und meint damit ihre Projekte in Angola, Nepal und in der Zentralafrikanischen Republik.

Etwas anfreunden muss sich Katrin zunächst auch mit ihrem Job. Da es drei ausländische Ärztinnen und genügend nigrische Krankenschwestern gibt, setzt ihre Chefin sie als Leiterin für das medizinische Personal und die Apotheke in Tanout ein. Ihr Job ist also, von morgens bis abends zu organisieren: Dienstpläne für bis zu 60 Leute zu erstellen, medizinische Fortbildungen zu planen, das Pflegepersonal zu supervidieren, Personalbesprechungen zu leiten, das Hygieneaufklärungsteam zu koordinieren, Material zu bestellen und heranzuschaffen, die Apotheke zu organisieren oder das dazugehörige Lager zu sortieren und instand zu halten. »Da wirst du den ganzen Tag beschallt, rennst hin und her, und jeder zerrt an dir«, erklärt Katrin. Auf dem kurzen Fußweg zur Arbeit nimmt sie sich jeden Morgen vor, was sie zuerst machen will. Aber nie kommt es dazu. »Mal erscheint die Frühschicht nicht rechtzeitig, mal fehlen Medikamente, mal gibt es einen Notfall. Alles muss schnell gehen, keiner will lange warten. Da ist mir schon mal die Luft weggeblieben.« Lebhaft erinnert sie sich daran, wie sie nach einigen Wochen eines Morgens im Nahrungsmittellager nach dem Rechten sieht und auf jede Menge Ratten stößt, die alles durcheinandergebracht haben. Als sie ziemlich genervt Hilfe holen will, kommt ihr eine kleine Delegation Krankenschwestern entgegen. Die Frauen beschweren sich bitterlich über den neuen Dienstplan. Katrin kann ihren Ärger verstehen, doch ihr sind die Hände gebunden, sie hat keine Alternative parat. Während sie versucht, das Pflegepersonal zu besänftigen, drängeln zwei ungeduldige Kolleginnen aus dem Ernährungszentrum, die ihre Hilfe dringend brauchen. »Da war morgens um acht der Tag für mich schon gelaufen«, so Katrin. »Ich war einfach müde.«

Sie weiß, dass all die Arbeiten, die die Projektleiterin ihr zuteilt, in dieser Phase wichtig und notwendig sind. Sie versteht auch, dass es für die kleinen Patienten wichtiger ist, von einheimischen Schwestern betreut zu werden, die der lokalen Sprache mächtig sind. Und doch hätte sich Katrin manchmal einen direkteren Kontakt zu den Patienten gewünscht. Über die medizinische Arbeit bei schwerer Unterernährung, so bedauert sie im Nachhinein, hätte sie gern noch etwas mehr gelernt. Und doch lohnt sich ihr unermüdlicher Einsatz. Als ihre Chefin verreisen muss, überträgt sie Katrin gegen Ende ihres Aufenthaltes die Verantwortung für das Projekt.

—

Mehr als 60.000 schwer unterernährte Kinder: Nie zuvor hat eine Hilfsorganisation so viele Kinder in einem Jahr versorgt, weder in den 80er Jahren in Äthiopien noch Ende der 90er im Südsudan. Mehr als 90 Prozent dieser nigrischen Kinder sind geheilt worden. Auch das ist eine Neuigkeit. In der kleinen Welt der humanitären Hilfe kommen diese Zahlen einer atemberaubenden Revolution gleich. Möglich gemacht hat sie ein Franzose.

Angefangen hat alles mit einem »Aha-Erlebnis« von André Briend. Der Ernährungswissenschaftler, so heißt es, saß eines Morgens am Frühstückstisch, vor ihm stand noch die Dose mit dem schokonussigen Brotaufstrich seiner Kinder. In dem Moment zündete seine Idee, die heute unter dem Namen Plumpynut bekannt ist. Briend entwickelte zusammen mit der in der Normandie ansässigen Firma Nutriset eine Paste aus Erdnussbutter, Milchpulver, Öl, Zucker und einem Konzentrat aus Vitaminen und Mineralien. Das hört sich erst einmal nicht besonders aufregend an, ist es aber. Die süße Paste schmeckt nicht nur gut, sie enthält auch alle Stoffe, die ein Kind braucht, um zu überleben. Hinzu kommt: Die Erdnussbutter ist sehr kalorienreich und damit wie geschaffen für unterernährte Kinder, die den Appetit verloren haben und aufgrund ihres geschrumpften Magens nur kleine Mengen zu sich nehmen können. Es kommt noch besser: Plumpynut ist lange haltbar und in kleine silberne Alutütchen verpackt, die nur 92 Gramm wiegen, was für den Transport großer Mengen enorm wichtig ist. Zwei Päckchen am Tag reichen, um ein schwer unterernährtes Kind wieder aufzupäppeln.

Die energiereiche Paste mit immerhin 500 Kilokalorien pro Packung lutschen die Kinder direkt aus dem Alutütchen. Jegliche Zubereitung entfällt somit für die Mutter. Sie braucht keinen Topf, keinen Löffel, kein sauberes Trinkwasser mehr, um die

Nahrung für das Kind vorzubereiten. Und sie muss auch keine Keime mehr fürchten. Vor allem aber kann die Mutter ihr Kind zu Hause füttern, wo sie meist mehr als genug zu tun hat: auf dem Feld oder im Haushalt mit ihren Kindern. In Niger gebärt eine Frau durchschnittlich acht Kinder.

Und vorher? Da hieß die Zauberformel »angereicherte Milch« und hatte gleich mehrere Nachteile: Das Milchpulver muss nicht nur mit sauberem Trinkwasser, einem vielerorts raren Gut, angerührt werden. Die fertige Milch verdirbt auch schnell in heißen Ländern. Da schwer unterernährte Kinder bis zu acht Mal täglich diese Milch brauchen, um wieder zu Kräften zu kommen, ist ein stationärer Aufenthalt in einem Ernährungszentrum unumgänglich. Wohlgemerkt: alles schwer unterernährte Kinder, ob sie nun krank sind oder nicht. 60.000 Kinder auf diese Weise aufzupäppeln, ist für eine einzige Organisation schlicht undenkbar.

Seit Ende der 90er Jahre ist Plumpynut bereits auf dem Markt. »Ärzte ohne Grenzen« nutzte die Paste von Anfang an. In Niger aber trauen sich die Mediziner zum ersten Mal, sie großflächig einzusetzen. Zwei Studien hatten zuvor ergeben, dass viel weniger Mütter die Behandlung ihrer schwer unterernährten Kinder abbrechen, wenn sie ihre Kinder zu Hause mit Plumpynut aufpäppeln können. Die Abbruchrate sank von 28,1 auf stolze 5,6 Prozent. Experten aus der Hilfsszene beäugten damals skeptisch, dass »Ärzte ohne Grenzen« in Niger die Erdnusspaste bei schwer unterernährten Kindern massiv einsetzte und die meisten ambulant behandelte. Doch die Mediziner glauben fest an die neue Methode. Zwei Jahre später spricht selbst die Weltgesundheitsorganisation von einem »innovativen Ansatz«, der ausgeweitet werden müsse, sogar auf Länder ohne »Emergency«.

Ein Wermutstropfen bleibt trotzdem. Leider ein entscheidender: der Preis. Milch, Zucker und Erdnüsse sind auf dem

Weltmarkt teuer. Der Traum, mit leckerer Erdnusspaste alle schwer unterernährten Kinder dieser Welt zu retten, platzt vorerst. Denn davon gibt es rund 20 Millionen.

—

In Tanout und im Umkreis der kleinen Wüstenstadt eröffnen Katrins Kollegen elf ambulante Ernährungszentren für Kinder unter fünf Jahren. Keine Frau soll weiter als 20 Kilometer mit ihrem Kind laufen müssen. Alle Zentren liegen in der Nähe einer staatlichen Gesundheitsstation, doch die Menschen nutzen letztere nicht. Kein Wunder, denn jede Behandlung kostet: eine Entbindung etwa 600 FCFA (Franc de la Communauté Financière d'Afrique), eine vorgeburtliche Untersuchung 800 FCFA und 1.000 FCFA muss zahlen, wer ein Kind über fünf Jahren behandeln lassen möchte. Dabei entsprechen 650 FCFA etwa einem Euro. Doch wo zwei Drittel der Bevölkerung unterhalb der Armutsgrenze leben und ein Drittel sogar als extrem arm gilt, wird ärztliche Hilfe zum unerreichbaren Luxus. »Das hat uns oft in Bedrängnis gebracht«, gesteht Katrin. »Unterernährte kranke Kinder haben wir ja behandelt. Aber es kamen auch Erwachsene mit gesundheitlichen Problemen wie Tuberkulose oder Magenschmerzen zu uns. Jedem von uns ist es schwer gefallen, sie abzuweisen.«

Die personellen Kapazitäten reichen nicht, um auch noch ein Basisgesundheitsprojekt zu stemmen. Immerhin schaffen es die Mitarbeiter mit vereinten Kräften, auf eine schwere Malaria-Epidemie zu reagieren. »Es war schrecklich. Ende September litten fast 80 Prozent der Kinder an Malaria. Wir mussten was tun.« Und so testen sie alle Kinder, die in Behandlung sind, auf die Tropenkrankheit. Auch Katrin springt als Krankenschwester ein. 378 Kinder piekst sie an einem Tag in die Fingerbeere. Mit dem Tröpfchen Blut wird festgestellt, ob das Kind krank ist oder nicht. Wer positiv getestet wird, erhält Medikamente.

Die ambulanten Ernährungszentren von »Ärzte ohne Grenzen« sind einmal oder zweimal wöchentlich geöffnet. Die Mitarbeiter kontrollieren an einem solchen Tag den gesundheitlichen Zustand jedes Kindes, geben der Mutter die wöchentliche Ration Plumpynut mit nach Hause und vereinbaren einen neuen Termin. Alles, was sie tun, halten sie auf einer persönlichen Karteikarte für jedes Kind fest. Während der Zeit, in der das Kind ambulant betreut wird, erhält die Familie zusätzlich fünf Kilo angereichertes Mehl sowie einen Liter Öl pro Woche. Auch Seife, Decken und Moskitonetze werden verteilt.

Taucht ein Kind in der Folgewoche nicht zum vereinbarten Termin im Zentrum auf, forschen die Mitarbeiter detektivisch nach, wo Mutter und Kind geblieben sind. Sie fahren dafür in die Dörfer und erkundigen sich. Dort gibt es zwar keine Straßennamen und Hausnummern, doch die Dorfbewohner kennen sich und geben bereitwillig Auskunft. Manchmal, so Katrin, ist eine Familie einfach weitergezogen, denn viele Viehzüchter sind Halbnomaden. Manchmal kann die Mutter den Termin nicht wahrnehmen, weil jemand aus der Familie gestorben ist und beerdigt werden muss. Oder sie geht lieber in ein anderes ambulantes Zentrum, das näher an ihrem Dorf liegt. Seltener, aber auch das kommt vor, ist das Kind an Malaria oder Durchfall gestorben. Die Mitarbeiter schreiben alles akribisch auf. Später fließen diese Informationen in die wöchentliche Statistik ein, die Fehlerquellen oder Trends aufdeckt.

—

Als Ende September ein solches ambulantes Zentrum in Danbarko neu eröffnet wird, begleitet Katrin ihre Kollegen. Früh morgens brechen sie auf, etwa zwei Stunden dauert die Fahrt auf rutschigen Sandpisten. Als sie dort ankommen, wartet bereits eine riesige Menschentraube auf die Helfer. Inmitten dieser wimmelnden Masse wartender Mütter und Kinder fühlt sich Katrin nicht wohl, sie spürt Unbehagen zwischen so vielen eng beieinanderstehenden Menschen.

Gemeinsam versuchen sie schnell, den Ansturm zu organisieren. Die Logistiker haben bereits einen Parcours eingerichtet, den alle Mütter und Kinder durchlaufen müssen und der den Pulk der Wartenden entzerrt. Anfangs werden die kleinen Patienten registriert, dann gewogen und gemessen, später behandelt. Die Daten der Kinder werden in eine Tabelle eingetragen und Gewicht und Größe ins Verhältnis gesetzt. So stellen die Mitarbeiter fest, ob ein Kind gesund, mäßig oder schwer unterernährt ist. Diejenigen, die unter 70 Prozent des Normalzustands liegen, gelten als schwer unterernährt. Um diese Kinder schnell ausfindig zu machen, gehen Mitarbeiter durch die Menge der Wartenden und legen den Kindern ein so genanntes Ernährungsband um den Oberarm. Rutscht das Band dabei in die rote Zone, kommen die Kinder schneller dran. Rot bedeutet hohes Risiko, also schwere Unterernährung. Der Oberarmumfang bei diesen Kindern ist sehr bedenklich. Manchmal ist er nicht größer als der Plastikverschluss einer Colaflasche. Auf jeden Fall aber liegt er unter 110 Millimetern.

Unter den vielen Frauen, die am Nachmittag dieses hektischen Tages den Parcours durchlaufen, ist auch eine junge Mutter mit ihren zwei Kindern. Die beiden Jungen sind etwa ein und drei Jahre alt, wobei der Kleinere gut genährt, der Ältere hingegen sehr schwach ist. Schnell ist klar, dass Katrin den Dreijährigen abends mit nach Tanout nehmen muss, weil er sonst nicht überleben würde. Die Haut seiner dürren Arme ist faltig, im Schulter- und Brustbereich drücken sich die Knochen deutlich durch die Haut. Zudem hat er Ödeme und rötlich-blonde, brüchige Haare: klare Zeichen für schwere Mangelernährung.

Obwohl die nigrischen Krankenschwestern der jungen Mutter sehr eindringlich auf Haussa, ihrer eigenen Sprache, erklären, dass der Älteste nur gesund werden wird, wenn er in Tanout stationär behandelt wird, zögert die Frau. Sie fürchtet sich vor der Reise. Erst als die Großmutter ihr gut zuredet, willigt sie schließlich ein. Wahrscheinlich, so Katrin, ist die junge Frau zuvor weder von ihrer Familie getrennt noch jemals im zwei Fahrstunden entfernten Tanout gewesen, geschweige denn mit einem Auto gefahren. Auf der Fahrt erbricht sie sich mehrere Male. Katrin fürchtet um das Leben des Dreijährigen, den sie schnell in ihr Herz geschlossen hat. Auf der Fahrt zurück in die Stadt bezweifelt sie ernsthaft, dass der Junge es schaffen wird.

Während der nächsten Tage verfolgt Katrin so gut es neben ihrer eigentlichen Arbeit geht, wie sich der Junge entwickelt. Sie ist schockiert, als sie spürt, dass die Mutter ihn bereits aufgegeben hat und sich nur um den gesunden Sohn kümmert. »Das Verhalten der Mutter zu bewerten, steht mir nicht zu«, sagt sie. »Und doch hätte ich sie am liebsten geschüttelt. Ich fand es schwer auszuhalten, dass sie den Kleinen anfangs links liegen ließ, nichts mit ihm zu tun haben wollte.« Die nigrischen Krankenschwestern reden behutsam und doch nachdrücklich auf die junge Frau ein. Ohne ihre Zuneigung werde der Junge nicht gesunden, wiederholen sie beinahe gebetsmühlenartig. Es dauert drei Wochen, bis der Kleine wieder einigermaßen zu Kräften kommt und zaghaft anfängt, mit anderen Kindern zu spielen. Erst da wendet sich die Mutter ihm wieder zu.

Katrins Kollegin Ula kennt dieses Phänomen. Sie hat eine ähnliche Erfahrung mit einem zweijährigen Mädchen namens Nana gemacht. Auch ihre Mutter kümmert sich fast nur um den jüngeren, gesunden Bruder. Die Frau versteht nicht, dass die Kleine ihre emotionale Nähe benötigt, um zu überleben. Wahrscheinlich kann sie sich auch nicht vorstellen, dass Nana es überhaupt schaffen wird. Kinder sterben, so ist das nun mal in Niger. Die Mütter müssen mit einer gewissen Portion Fatalismus leben, um den Tod ihrer Kinder besser zu überwinden. Das Land hat schließlich eine der höchsten Sterblichkeitsraten weltweit bei Kindern unter fünf Jahren. Viele Faktoren tragen dazu bei. Die hohe Rate der Analphabeten – neun von zehn Frauen können weder lesen noch schreiben – ist nur ein Grund.

—

Der direkte Kontakt mit einem schwer unterernährten Kind macht Katrin zunächst zu schaffen. »Ich habe mich kaum getraut, diese kleinen ausgemergelten Körper anzufassen, sie wirken so zerbrechlich.« Jemand wie sie, die Dinge anpackt und vorantreibt, erträgt es nur schwer, wenn Kinder apathisch in ihren Betten liegen, auf nichts mehr reagieren und ihr selbst die Hände gebunden sind. Umso schöner dann der Moment, wenn es mit ihnen bergauf geht. »Darauf arbeitest du hin«, sagt sie freudestrahlend. »Wie bei Ibrahim, dem kleinen Dieb. Das war ein unglaublich schönes Gefühl.«

Die Helferinnen wissen, dass es nicht gut ist, zu den Kindern ein persönliches Verhältnis aufzubauen. Weil es um alle Kinder geht, weil sie alle gleich behandeln sollen, weil es umso mehr schmerzt, wenn dieses eine Kind stirbt. Doch beim Anblick der hilflosen Würmchen setzt die Vernunft manchmal aus. Der Schutzinstinkt ist stärker. Ob Ula, Katrin oder ihre italienische Freundin Annalisa: Sie alle haben für eine kurze Zeit ihr Lieblingskind.

Ula ist am dichtesten dran am Leben dieser Kinder – und an ihrem Tod. In der ersten Woche ihres Aufenthaltes in Tanout geht alles gut, doch in der zweiten sterben gleich drei Kinder. Sie ist Ärztin, sie weiß, dass das passieren kann. Trotzdem setzt sich leise das Räderwerk der Frustration in Gang. Ula zweifelt, hinterfragt ihr Tun. Die Offenheit im Team sowie die Gewissheit, ihr Bestes zu geben und sich im Gegenzug auch mal schwach fühlen zu dürfen, ruckeln die Gefühle dann allmählich zurecht. Sie wächst an dieser neuen Aufgabe. Jeden Tag gibt es Situationen, die sie nicht vorhersehen kann, die sie annehmen muss. Egal, ob sie sie versteht oder nicht. So wie bei Adam und Awa, neugeborenen Zwillingen. Die Mutter starb bei der Geburt, und der Vater bittet Ula eines Tages, die Kinder für kurze Zeit in das Ernährungszentrum aufzunehmen. Sie willigt ein, drängt aber den Vater, möglichst schnell eine Ersatzmutter zu finden, die die Säuglinge stillen kann. In der Zwischenzeit kümmern sich die beiden Großmütter, zwei sehr alte Frauen, um die Pflege der Zwillinge. Zwei, drei Wochen vergehen, doch der Vater findet keine Ersatzmutter. Er holt Adam und Awa ab und bringt sie zurück in sein Dorf.

Unvermittelt taucht er Wochen später wieder auf und möchte die Kinder erneut abgeben. Es geht ihnen schlecht. Die Zwillinge sind sehr abgemagert, ihre eingefallenen Augen liegen tief im Schädel. Ein hartnäckiger Brechdurchfall quält sie zudem. Ganz langsam nur erholen sich die beiden. Dem Vater dauert ihre Genesung zu lange, er glaubt offenbar nicht mehr an die Schulmedizin. Ein traditioneller Heiler muss her. Ula kann ihn nicht davon abbringen. »Das Ernährungszentrum ist ja kein Gefängnis«, sagt sie. »Gegen seinen Willen können wir die Zwillinge nicht bei uns halten.« Sie sieht die beiden Kinder danach nicht wieder, weiß auch nicht, ob sie überlebt haben. Die Mühen der letzten Wochen, so ihr Gefühl, waren vergebens. Lange um das Schicksal dieser Kinder zu trauern, kann sie sich jedoch nicht erlauben. Dafür gibt es zu viele Ibrahims, Nanas, Adams und Awas.

—

Beim Blick zurück auf ihre Zeit in Niger, erinnert sich Katrin am liebsten an die »blaue Stunde«. So nennt sie die Minuten nach Sonnenuntergang, wenn das letzte Licht den Himmel in sanfte Farben taucht und langsam Ruhe einkehrt. Die Mütter sitzen um diese Stunde gern draußen vor dem Ernährungszentrum, wo es kühler ist, essen und trinken etwas, plaudern oder kichern leise. Ihre Kinder krabbeln herum oder schlafen in ihren Armen. Der Tag klingt so allmählich aus. »Es ist, als gingen die Ameisen zu Bett«, so Katrin.

Gegen 19 Uhr, wenn es ganz dunkel ist, kehrt sie normalerweise mit ihren Kolleginnen zurück ins Haus. Sie erledigen letzte Arbeiten am Computer, bevor es Abendessen gibt. »Unser nigrischer Koch hat 14 Jahre für eine italienische Hilfsorganisation gearbeitet«, freut sie sich. »Er hat uns oft mit einfachen, sehr leckeren Gerichten verwöhnt.« Sie genießt diese kulinarische Wohltat nach jedem anstrengenden Tag.

Nicht selten bleiben die Kolleginnen nach dem Essen noch beisammen und verstricken sich in Diskussionen über die Lage im Land. Sie debattieren darüber, wie notwendig Familienplanung ist, wie der niedrige Bildungsstand sich auswirkt, welche Rolle die Religion spielt oder wie flüchtig ihre eigene Arbeit angesichts periodisch wiederkehrender Krisen im Land ist. »Über die Jahre gesehen ist unsere Hilfe wie ein Tropfen auf den heißen Stein«, sagt Katrin. »Da muss sich strukturell im Land etwas ändern.« Trotzdem stellt keiner von ihnen ihre Arbeit in Frage, bei allem Widerspruch. »Wer die Kinder morgens sieht, schiebt alle Zweifel beiseite.«

Die Abende gehören auch den E-Mails. Viele im Team tauschen sich auf diese Weise mit den Daheimgebliebenen aus. Sie brauchen diese neue virtuelle Nähe. Brauchen das Gefühl, weit weg und gleichzeitig verbunden zu sein. »Dieser Austausch ist ganz wichtig für mich«, so Katrin. »Ich muss alle paar Tage los werden, was mich erfreut oder bedrückt. Und wissen, ob zu Hause alles gut ist. Das gibt mir emotionalen Rückhalt.« Auch über die Kosten diskutieren sie im Team. Denn jede Internetverbindung geht über Satellit. Bei 15 Leuten kann das teuer werden. »Fotos und Anhänge sind tabu«, erklärt Katrin. Die Übertragung dauert zu lange. Ein regelrechtes Fest ist es jedes Mal für die Hamburgerin, wenn sie von ihren Eltern oder Freunden einen richtigen Brief oder gar ein Päckchen erhält . »Über nichts freue ich mich mehr.«

Ob der digitale Kontakt mit Zuhause auch negative Seiten hat? Bestimmt er gar, wie intensiv sich jemand auf das Land, die Menschen und die einheimischen Kollegen einlässt? Für sich selbst schließt Katrin dieses aus. Für andere mag sie nicht sprechen. Viel kritischer sieht sie jedoch, wenn jemand ungelöste Probleme von Zuhause mitbringt. Wie unter einem Brennglas verstärken sich die privaten Schwierigkeiten oft im Projekt, als würde jeder Kilometer Entfernung die Glut im Herzen schüren. »Nach zehn Wochen mussten wir eine Frau nach Hause schicken. Sie war so sehr verstrickt in ihre Gefühle, Ängste und Gedanken, dass es nicht ging. Sie konnte sich einfach nicht auf die Arbeit vor Ort einlassen«, erklärt Katrin. »Wir alle haben unsere Gründe, ins Projekt zu gehen. Flucht vor Problemen sollte es nicht sein.«

Sie selbst hat sich ihren Jugendtraum erfüllt. Mit 14 Jahren liest sie in einem Buch von Lu, einem unerschrockenen Mädchen, das gegen den Wunsch der Eltern Krankenschwester wird und später nach Bolivien aufbricht, um dort armen Bergbauern zu helfen. Mit 17 drängt es Katrin so sehr in die weite Welt, dass sie am liebsten die Schule sausen lassen möchte. Doch ihr Vater kann sie zunächst vom Wert einer soliden Berufsausbildung überzeugen.

—

Spät wird es in Niger selten bei Katrin. Hin und wieder schauen sie sich gemeinsam eine DVD an. Oder die Kollegen vom »Roten Kreuz« kommen auf eine Stunde bei ihnen vorbei. Meist aber zieht sich Katrin früh zurück. Denn bei Sonnenaufgang um fünf Uhr weckt sie der Ruf des Muezzin. Jeden Morgen. Unüberhörbar, dank des örtlichen Lautsprechers.

Im Jahr 2007 setzt »Ärzte ohne Grenzen« die kalorienreiche Erdnusspaste erstmals vorbeugend in Niger ein. Jedes Jahr sind die Monate von Juni bis Oktober besonders gefährlich für kleine Kinder. Das ist die Zeit, in der die Vorräte des Vorjahres zur Neige gehen und die neue Ernte noch aussteht. Schwere Unterernährung ist für viele Kinder die Folge. Um dieses zu verhindern, ernährt »Ärzte ohne Grenzen« im Jahr 2007 zehntausende nigrischer Kinder während dieser kritischen Phase mit Plumpynut. Die Organisation hofft, so die Zahl der schwer unterernährten Kinder in diesen Monaten halbieren zu können.

Gefängnis unter freiem Himmel

MATTHIAS HRUBEY

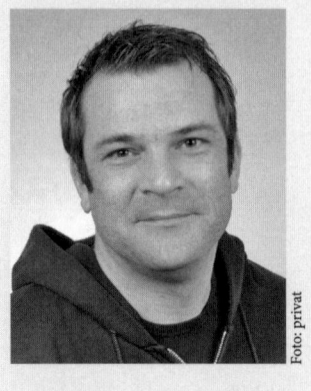

Foto: privat

Jahrgang 1972, ist Allgemeinmedizi-
ner und arbeitet zunächst vier Jahre
als Not- und Assistenzarzt in verschiedenen Krankenhäusern und Praxen in
Süddeutschland. Seine ersten beiden
Projekte mit »Ärzte ohne Grenzen«
führen ihn als Arzt 2002 nach Sierra
Leone und 2004 in den Norden Sudans (Darfur). Darauf folgen Einsätze
als medizinischer Koordinator in Ver-
triebenenlagern im nördlichen Uganda
sowie als Projektkoordinator im Süden Sudans. Insgesamt 13 Monate
bleibt er schließlich als (stellvertretender) Leiter in Darfur.

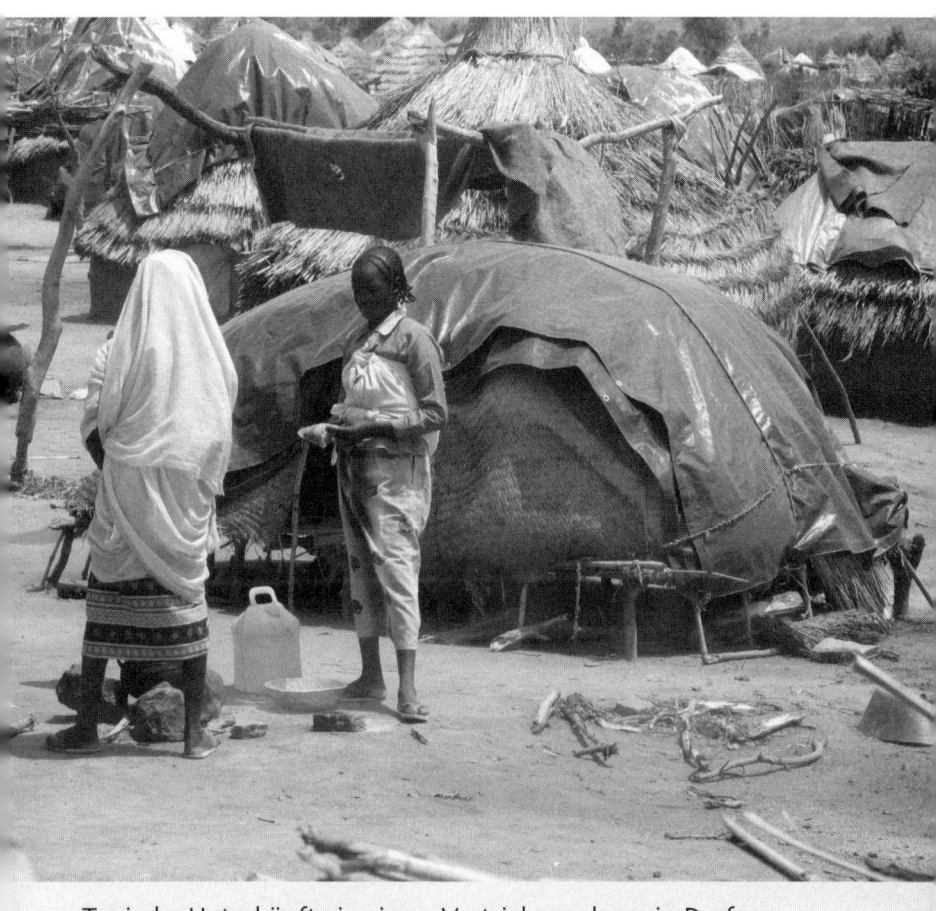

Typische Unterkünfte in einem Vertriebenenlager in Darfur.

Foto: Stephan Große Rüschkamp

Er war der Scheich der Scheiche, das Oberhaupt aller Dorfvorsteher, ein alter, respektierter und würdevoller Mann. Im Juli 2004 wohnt er in einer kleinen Hütte direkt hinter der Klinik von »Ärzte ohne Grenzen« in Kass, einer Stadt im Süden Darfurs. Aus seinem Heimatdorf gewaltsam vertrieben, arbeitet der Scheich nun als Wächter in der Klinik, die erst seit kurzem geöffnet ist.

Einer wie er hat in seinem Leben viel gesehen und manch Ungewöhnliches erfahren. Gegen Ende des Jahres, als die über viele Wochen endlos erscheinende Patientenschlange vor der Klinik allmählich kürzer wird, nimmt er den jungen Arzt Matthias Hrubey beiseite. Der Scheich ahnt, dass die Hilfsorganisation irgendwann weiterziehen wird, um dort zu helfen, wo die Not noch größer ist. Dagegen hat er nichts einzuwenden. Allerdings bringt er ein verblüffendes Anliegen vor. Ob es denn vielleicht möglich sei, so der Älteste zu Matthias Hrubey, dass er oder irgendein anderer ausländischer Mitarbeiter bei ihnen bleibe. Er müsse auch nicht arbeiten, nur drei Mal täglich mit seinem Auto, auf dem deutlich das Logo der Organisation zu sehen sei, durch den Ort fahren. Und an der Klinik, selbst wenn sie nicht mehr in Betrieb sei, solle von Weitem gut sichtbar die Fahne von »Ärzte ohne Grenzen« wehen. Dadurch, so verriet der Scheich dem erstaunten Arzt, würden viele Leben gerettet.

»Das Gespräch mit dem alten Mann hat etwas in mir ausgelöst«, sagt Matthias Hrubey rückblickend. »Damals habe ich kapiert, wie wichtig unsere Anwesenheit ist. Du stellst eine Fahne auf, setzt dich drunter und schaffst allein dadurch etwas mehr Sicherheit.« So ganz wörtlich meint der Arzt das natürlich nicht. Und doch, ein Funke Wahrheit liegt in diesen Worten. Denn die fremden Helfer schrecken Gewalttäter ab, die sich vor ausländischen Zeugen fürchten. Nicht immer, nicht alle, aber immerhin einige. Schließlich zählt der Augenzeugenbericht eines internationalen Helfers ungleich mehr als der eines sudanesischen Vertriebenen. Politischer Staub könnte aufgewirbelt werden, weit über die Grenzen Darfurs hinaus, der die Gewalttäter oder ihre Hintermänner unter Druck setzt und vielleicht sogar, wenn auch selten, strafrechtliche Folgen nach sich zieht.

Der alte Scheich lebt inzwischen nicht mehr. Es heißt, man habe ihn verfolgt und mehrfach versucht, ihn zu vergiften. Woran er letztlich starb und ob das Gerücht überhaupt stimmt, weiß Matthias Hrubey nicht. Die Botschaft des Ältesten hingegen überdauert seinen Tod. Nicht, dass Matthias je daran gedacht hätte, auf seinen Vorschlag einzugehen. Doch ganz oben auf der Wunschliste der Menschen in Darfur stehen Schutz und Sicherheit. Danach kommt lange nichts.

—

»Als wir im Juli 2004 in Kass anfingen, Patienten zu behandeln«, erinnert sich Matthias, »haben wir einfach nur gearbeitet, von morgens bis abends. Fürs Nachdenken blieb kaum Zeit.« Viele Menschen waren schwer traumatisiert durch die rohe Gewalt, die sie zuvor erlebt hatten, verletzt oder krank. Die berüchtigten Janjaweed, mit der Regierung verbündete arabische Reitermilizen, hatten die Menschen zuvor brutal aus ihren Dörfern verjagt, viele Bewohner getötet, die Hütten niedergebrannt und alles Eigentum geraubt. »Ich habe in einem Dorf namens T. gewohnt«, berichtet eine 55-jährige Frau nach ihrer Flucht den Mitarbeitern von »Ärzte ohne Grenzen«. »Wir hatten dort ein Stück Land mit einem Gemüsegarten. Drei Mal griffen sie uns an, die Männer auf ihren Kamelen. Jedes Mal habe ich mich im Wald versteckt, aber die Janjaweed blieben in der Nähe. Beim ersten Mal haben sie unser ganzes Eigentum und das Vieh geraubt, beim zweiten Mal das Dorf angezündet und 18 Männer getötet. Auch meinen Ehemann. Sie haben sogar den Wassertank zerstört und die Mangobäume gefällt. Wir sind zurückgegangen, weil uns die Behörden Nahrungsmittel und Sicherheit versprachen. Aber dann kamen die Männer ein drittes Mal. Danach sind wir geflohen.«

Im Sommer 2004 mussten Matthias und seine Kollegen in der kleinen Klinik abends oft mehrere 100 Patienten auf den nächsten Tag vertrösten. Sie konnten schlicht nicht alle behandeln. Manche stellten sich bereits um vier Uhr morgens an, um sicher zu sein, dass sie tagsüber dran kämen. »Keiner von uns zweifelte zu der Zeit daran, dass medizinische Hilfe dringend nötig war«, so Matthias.

Und heute? Drei Jahre später runzelt er die Stirn, zuckt kurz die Schultern und holt tief Atem. Irgendwie ist die Frage tückisch. Denn rein medizinisch gesehen könnte »Ärzte ohne Grenzen« sogar einige große Projekte schließen: Die Vertriebenen leiden körperlich weder unter besonders schweren Krankheiten, noch sterben sie zuhauf. Und doch ist ein Rückzug undenkbar. Ohne Hilfe von außen können die Menschen nicht überleben. Müssten sie auf die medizinischen Dienste von »Ärzte ohne Grenzen« verzichten, würde sich ihre gesundheitliche Lage rapide verschlechtern, denn weite Teile der Provinz Darfur sind viel zu unsicher. »Die Vertriebenen leben in einem Gefängnis unter freiem Himmel«, so Matthias. Verlassen sie die Camps oder Dörfer, in denen sie Schutz und Hilfe gesucht haben, laufen sie Gefahr, von den Milizen der verschiedenen Kriegsparteien überfallen, vergewaltigt oder getötet zu werden.

Seit etwa Mitte 2006 geraten zunehmend auch diejenigen unter Druck, die den Vertriebenen helfen wollen: die Hilfsorganisationen. Das UN-Koordinierungsbüro in Darfur hält alle gemeldeten Sicherheitsvorfälle akribisch fest. Gemeint sind damit Überfälle, Morde, Erpressungen, Entführungen, Vergewaltigungen, Einbrüche oder Raub. Innerhalb eines Jahres stiegen die

Angriffe auf Helfer um 150 Prozent an. In den ersten neun Monaten des Jahres 2007 wurden 98 Autos von Hilfsorganisationen unterwegs gestoppt und geraubt, mehr als 100 Mitarbeiter zeitweise entführt, 66 Helfer brutal überfallen. 61 Hilfskonvois gerieten in einen Hinterhalt und wurden geplündert. Wer die Täter sind, bleibt meist ungeklärt. Sicher ist nur, dass sie Waffen tragen und sich nicht scheuen, sie auch einzusetzen. Ob es jemanden gibt, der im Verborgenen die zunehmende Gewalt gegen die Helfer dirigiert, bietet unentwegt Anlass zu Spekulationen. Beweisen lässt sich allerdings nichts.

Von Beginn der gewalttätigen Auseinandersetzungen in Darfur im Frühjahr 2003 an bis heute hat sich der Konflikt stark gewandelt. Anfangs erhoben sich zwei vorwiegend schwarzafrikanische Rebellengruppen mit der Forderung nach mehr Autonomie gegen die arabisch dominierte Regierung in Khartum. Die wiederum schickte Regierungssoldaten und unterstützte die gefürchteten Janjaweed, um die Aufständischen niederzuwerfen. Zwischen die Fronten geriet dabei die Bevölkerung, die seitdem unvorstellbares Leid ertragen muss. Militärisch gesehen verliefen bis Mitte 2006 die Fronten des Konflikts mehr oder weniger klar. Das änderte sich allerdings im Mai desselben Jahres nach dem Darfur-Friedensabkommen, das nur von der Regierung und einer großen Rebellengruppe unterzeichnet wurde.

Mittlerweile ist die Lage völlig unübersichtlich. Ständig formieren sich neue Rebellengruppen. Sie bilden kurzfristige Allianzen oder bekämpfen sich gegenseitig. Hinzu kommen arabische Stämme, die sich bekriegen, und selbsternannte Milizen sowie gewöhnliche Kriminelle, die in Darfur ihr Unwesen treiben. 200.000 Menschen haben in diesem Konflikt bislang ihr Leben verloren, mehr als zwei Millionen wurden aus ihren Dörfern vertrieben. Dabei handelt es sich um eher niedrig geschätzte Zahlen. Ein präziser Überblick ist schwierig, denn immerhin ist die Provinz so groß wie Frankreich.

Etwa zwei Drittel der Bevölkerung Darfurs, mehr als vier Millionen Menschen, hängen den Vereinten Nationen zufolge am Tropf der humanitären Hilfe. Rund eine Million Bewohner, so schätzt man, leben in Regionen, die so unsicher sind, dass sich keine humanitäre Organisation dort hintraut. Gleichzeitig bleibt den Hilfswerken aus Sicherheitsgründen oft nichts anderes übrig, als sich immer wieder aus einigen zeitweise umkämpften Städten oder Gebieten zurückziehen. Das gilt auch für »Ärzte ohne Grenzen«.

—

Matthias Hrubey arbeitet 2004 zunächst für fünf Monate als Arzt in Darfur, dann wechselt er nach Uganda und in den Südsudan. Im Spätsommer 2006 kehrt er in die krisengeschüttelte Provinz zurück, um über ein Jahr zu bleiben. Sein Standort ist Nyala, die Hauptstadt Süd-Darfurs. Anfangs leitet er von dort aus stellvertretend die Projekte in der Region, schließlich nimmt er selbst die Zügel in die Hand. Denn in 13 Monaten sieht er so manchen Chef kommen und gehen.

Die ständige Sorge um die Sicherheit der Teams lastet schwer auf jedem Projektleiter. Gleichzeitig ist das Arbeitstempo hoch, steigt im Takt der sich unaufhörlich schnell wandelnden Ereignisse. Die eigene Geschwindigkeit dabei auf Normalmaß zu halten, gleicht einem Drahtseilakt. »Es gibt kaum ruhige Tage«, so Matthias, »zumindest lassen sie sich nicht planen.« In Darfur kommt immer etwas dazwischen, sei es ein Sicherheitsvorfall oder eine unerwartete Behördenschinderei. »Wenn du neu bist, hältst du jeden Vorfall für die größte Sache der Welt. Immer läufst du auf höchster Adrenalinstufe. Das machst du drei Monate und bist am Ende völlig ausgebrannt.«

Er selbst hält etwas länger als ein Jahr stand. Wohl auch, weil er monatelang in der zweiten Reihe steht und von seinen Chefs viel lernen kann. Im Guten wie im Schlechten. Den Sog des Strudels kennt auch er. »Die Anspannung im Koordinationsteam ist unglaublich hoch, das Verantwortungsgefühl für die Sicherheit der Mitarbeiter riesig.« Die unberechenbare Dynamik des Konfliktes in Darfur führt unmerklich dazu, dass die Helfer dem Wahn verfallen, durch immer mehr Arbeit das kontrollieren zu wollen, was von außen auf sie einstürzt. Ein absurder Trugschluss, wie Matthias genau weiß: »Das Willkürliche lässt sich nicht durch mehr Kontrolle in den Griff kriegen.«

Und doch ist der Sog stärker. Beispiele für Schikanen gibt es viele. So erhält er eines Tages aus heiterem Himmel einen offiziellen Brief der Regierung. Innerhalb von 24 Stunden soll er eine vollständige Liste aller knapp 800 Mitarbeiter abliefern. Diese Liste soll eine Reihe genauer Angaben zu jeder Person enthalten. Was tun? Es dauert Stunden, eine solche Liste zu erstellen. Dabei stehen andere Dinge an, die drängen. Was aber passiert, wenn sie die Frist verstreichen lassen? Es bleibt nur eins: Die Liste wird gemacht, die anderen Aufgaben ebenso.

Es kommt auch vor, dass sie plötzlich wichtige Medikamente nicht mehr in ein Projekt schicken dürfen. Einfach so, ohne Erklärung. Die letzten Monate lief alles gut, aber das zählt nun nicht mehr. »Es ist ziemlich schwer, dann cool zu bleiben«, sagt Matthias. Und so tun sie alles, was irgendwie nötig und möglich ist, um die Arzneimittel doch noch dorthin zu schaffen, wo sie gebraucht werden.

Am folgenden Tag rennen sie vielleicht einer Unterschrift hinterher, mit der es nie zuvor Probleme gab. »Das macht dich völlig paranoid. Zumal sich irgendwann das paradoxe Gefühl einstellt, dass du demjenigen dankbar bist, der letztlich unterschreibt. Dabei ist er ja Teil des Systems, das die Not verursacht und uns die Arbeit erschwert.«

Fast alle Hilfsorganisationen kämpfen mit dieser Willkür. Aus der Vogelperspektive betrachtet spielen die Behörden ein schlaues Spiel. Die Helfer werden mit Nebensächlichkeiten beschäftigt, eingeschüchtert. Ständig. Wer am längeren Hebel sitzt, tritt so deutlich zutage. Die einen bekommen keine Einreisegenehmigung, die anderen keine Erlaubnis für den Transport ihrer Hilfsgüter, und wieder andere dürfen ihre Projekte nicht ausweiten oder gar nicht erst beginnen. Alles scheint zufällig, unabsichtlich, eine Frage des richtigen oder falschen Zeitpunktes. Hinzu kommt: Solange alle rotieren, und alle anders rotieren, protestieren sie nicht gemeinsam. Das Störmanöver klappt und bindet jede Menge Energie. Auch wenn diese bürokratischen Schikanen ärgerlich und zeitraubend sind, Matthias lernt, damit umzugehen. Manchmal sieht auch er es spielerisch: »Es ist wie eine Art Kräftemessen«, sagt er und lacht.

—

Was ihn wirklich aufreibt und ermüdet, ist die ständige Unsicherheit in der Provinz. Und die Angst, dass die Kollegen, für die er die Verantwortung trägt, verletzt oder getötet werden könnten. Sobald er erfährt, dass eine andere Hilfsorganisation überfallen oder ausgeraubt wurde, setzt sich der typische Kontrollmechanismus in Gang. »Sofort bist du alarmiert, denkst an deine eigenen Leute und fängst an, alles zu überprüfen. Als könntest du dein Team besser schützen, wenn du jedes kleinste Detail beachtest. Du willst es perfekt machen, damit du dir hinterher keine Vorwürfe machen musst. Da rauszukommen, ist schwierig.« Im Grunde ist Matthias in ständiger Alarmbereitschaft. So wie sein Handy, das er rund um die Uhr bei sich trägt und nie abschaltet.

Selbst Autofahren birgt große Gefahren: Auf den Straßen Darfurs tummeln sich viele Banditen, die wahllos die Jeeps der Helfer, kommerzielle Lastwagen oder Busse überfallen und ausrauben. Auf kleine Flugzeuge auszuweichen, nützt auch nichts, da es kaum Landebahnen gibt. Bleiben also nur Hubschrauber. Ein Flug mit einem Helikopter des UN-Welternährungsprogramms kostet 40 Dollar pro Person. Eine gute Option, gleichwohl mit dem großen Nachteil, dass jeder Flug geplant und angemeldet werden muss.

Wie viel Unsicherheit ist auszuhalten? Wo ist die Grenze? Wann stehen die Zeichen auf Rückzug? Fragen dieser Art kreisen ständig in Matthias Kopf. Manchmal fürchtet er sich ein wenig vor der Froschanalogie: Wirft man eine Kröte in kochendes Wasser, springt sie raus. Wirft man sie hingegen in kaltes Wasser und erhitzt es langsam, bleibt sie drin und stirbt. Dieser Froschvergleich erklärt für ihn treffend, warum die eigenen Mitarbeiter Gefahren bisweilen nicht mehr richtig spüren und einschätzen können. »Ihre Anspannung lässt nach, je länger sie vor Ort sind.«

So war es auch vor den Kämpfen, die von Oktober bis Dezember 2006 in der Stadt Muhajariya und ihrer Umgebung stattfanden. 14 Dörfer wurden Human Rights Watch (HRW) zufolge damals angegriffen, zehntausende Menschen gewaltsam vertrieben. Doch im Vorfeld war es ruhig, zumindest schien es so für diejenigen, die nicht wussten, was außerhalb der Stadt Muhajariya vor sich ging. Genau das aber gehört zu Matthias' Job. »Kontextanalyse« bedeutet, sich ein möglichst genaues Bild von der Lage zu machen, ein Bild, das sich aus vielen unterschiedlichen Quellen speist. »Wir wussten von den Truppenbewegungen rund um die Stadt. Unsere Mitarbeiter aber fühlten sich sicher. Der Angstpegel schlug nicht mehr richtig aus«, erinnert sich Matthias. »Sie wollten bleiben, wir wollten sie rechtzeitig rausholen. Das Team war ziemlich sauer auf uns, denn es fürchtete um das Wohl seiner Patienten. Aber als Chef bist du verantwortlich für die Sicherheit der Kollegen, kannst dir eine lasche Einstellung nicht erlauben.« In Regionen wie der um Muhajariya, die als besonders gefährlich gelten, kommt es wiederholt zum kurzfristigen Rückzug und zur späteren Rückkehr der Teams.

Nicht immer klappt es allerdings, die Kollegen rechtzeitig rauszuholen. »Irgendwann rief mich der Koordinator aus Muhajariya an und teilte mir mit, dass alle Patienten unterwegs seien.« Sofort blinken bei Matthias alle Alarmlampen. Der verklausulierte Satz reicht, um zu verstehen, dass die Stadt angegriffen wird, die Bewohner fliehen und selbst die Patienten das Krankenhaus verlassen, weil sie sich dort nicht mehr sicher glauben. »In so einer Situation bist du rund um die Uhr am Telefon, hältst Kontakt mit dem Team und fühlst dich im Grunde ohnmächtig. Wie kriegst du deine Leute jetzt raus? Der Helikopter fliegt nicht mehr, wenn Kämpfe ausbrechen. Mit dem Auto kommst du auch nicht durch.« Die Mitarbeiter suchen also zunächst Schutz im Bunker, einem großen Erdloch, durch Sandsäcke und eine Abdeckung gegen Granatsplitter geschützt. Sie rauszuholen geht erst, wenn der Angriff vorüber ist. Wer Nothilfe in Konfliktgebieten leistet, steckt oft in der Zwickmühle, abwägen zu müssen, welche der schlechten Optionen die Beste ist.

Matthias ist keineswegs risikoscheu, doch graut es ihm vor dem Augenblick, irgendwann möglicherweise die Familie über den gewaltsamen Tod einer Kollegin oder eines Kollegen informieren zu müssen. »Wie soll ich das erklären? Ich kann ja schlecht sagen, dass niemand damit rechnen konnte.« Eine derartige Botschaft den Verwandten zu übermitteln, ist freilich nur die eine Seite eines tragischen Ereignisses. Die andere richtet sich gleichsam auf die Folgen eines solchen Todesfalls. Nach kaltblütigen Morden, wie sie im Juni 2004 an fünf Mitarbeitern von »Ärzte ohne Grenzen« in der afghanischen Provinz Badghis verübt wurden, bliebe womöglich nur der vollständige Rückzug aus Darfur. Für die Vertriebenen wäre das ein bitterer Schlag, den es auch deshalb zu verhindern gilt.

Als bekannt wird, dass bei einem Überfall auf eine andere Hilfsorganisation eine ausländische Helferin vergewaltigt wurde, diskutiert das Team lange und heftig darüber, ob und wie es die Sicherheitsregeln verbessern könnte. Sollen sie künftig nur noch mit Männern arbeiten, auf Frauen ganz verzichten? An dieser Frage entzünden sich die erhitzten Gemüter. »Die Frauen haben vehement protestiert«, erinnert sich Matthias. »Sie wollten nicht aus Sicherheitsgründen diskriminiert werden.« Letztlich entscheidet sich das Team tatsächlich dagegen. Wohl auch wegen der vielen vergewaltigten Frauen unter den Vertriebenen. Den meisten würde es schwer fallen, sich von Männern behandeln zu lassen.

Die Vergewaltigung der ausländischen Helferin ist schließlich auch der Auslöser dafür, dass Matthias und sein Chef beschließen, mit allen künftigen Kolleginnen und Kollegen persönlich zu telefonieren, bevor sie nach Darfur kommen. »Allen habe ich gesagt, was sie hier erwartet. Angst machen ist nicht meine Art, aber ich wollte offen über die Sicherheitsprobleme sprechen. Niemand sollte sagen können ›das habe ich nicht gewusst‹.« Einige haben nach dem Gespräch sofort einen klaren Rückzieher gemacht. Andere haben sich etwas Bedenkzeit gewünscht. »Nach Darfur sind letztlich die gekommen«, so Matthias, »die durchaus Angst haben, aber mit ihr umzugehen wissen.«

—

Irgendwann Mitte Februar 2007 erhält Matthias gegen halb zehn abends einen beunruhigenden Anruf aus dem Projekt in Muhajariya. Zwei sudanesische Kollegen sind spurlos verschwunden, ein Fahrer und ein Übersetzer. Sie tauchen erst kurz vor Mitternacht wieder auf, unverletzt. Ihre dreistündige Entführung stellt dennoch das ganze Projekt in Frage. Und beschäftigt den Projektkoordinator mehr als drei volle Tage.

Die beiden Entführten rekonstruieren den Vorfall später so: Um neun Uhr abends funkt der diensthabende Arzt den Übersetzer an und bittet darum, für die abendliche Visite im Krankenhaus abgeholt zu werden. Fahrer und Übersetzer machen sich umgehend im Landcruiser auf den Weg. Irgendwo auf der kurzen Strecke zwischen dem Büro und der Unterkunft von »Ärzte ohne Grenzen« sitzen vier Soldaten am Straßenrand. Nur einer von ihnen trägt eine Uniformhose, die anderen drei sind zivil gekleidet. Alle vier sind mit einer Kalaschnikow, einem Sturmgewehr, bewaffnet. Die Soldaten halten den Wagen an und umzingeln ihn: drei hinten, einer vorn. Der Mann, der vorn mit ihnen spricht, ist nüchtern. Die anderen Männer sind betrunken, drohen damit, den Fahrer und den Übersetzer zu töten und sie in den Straßengraben zu werfen. Einer der Betrunkenen nimmt ihnen das Funkgerät weg. Schließlich verbinden sie den beiden die Augen und verfrachten sie in den hinteren Teil des Landcruisers. Der nüchterne Soldat fährt jetzt den Wagen. Nach etwa 20 Minuten hält er an. Die Entführten müssen aussteigen, werden ihrer Uhren und ihres Bargeldes beraubt und mit verbundenen Augen weggeschickt. Unterwegs begegnen die freigelassenen Männer einem Bauern, der sie auf einem Eselkarren zurück in die Stadt bringt. Um 23.55 Uhr treffen sie im Büro ein, erschöpft und erleichtert.

So weit der bedrohliche Vorfall aus ihrer Sicht. Drei Stunden zuvor, bereits kurz nach neun Uhr, schalten ihre Kollegen einen Gang höher, in den »Notgang« sozusagen: Erstaunlich schnell schwant dem restlichen Team, dass dem Fahrer und dem Übersetzer etwas passiert sein muss. Denn der diensthabende Arzt, der ungeduldig auf die beiden wartet, funkt sie alle 30 Sekunden auf ihrem persönlichen Sprechfunkgerät an. Als sie auch nicht auf die Funkanlage im Auto reagieren, wird der Arzt skeptisch und informiert den Koordinator. Der wiederum schickt sofort einen anderen Kollegen los, der die kurze Strecke abfährt und tatsächlich ihre Reifenspuren im Sand entdeckt. Allerdings führen sie abrupt in die falsche Richtung.

Dieses Indiz reicht. Der Koordinator zögert keine Sekunde. Sofort kontaktiert er alle hochrangigen Kommandeure der Rebellengruppe, die das Gebiet kontrolliert, und teilt ihnen den Vorfall mit. Eine halbe Stunde später findet die erste Ortsbegehung statt: Zwei Befehlshaber lassen sich die verdächtigen Reifenspuren zeigen und folgen ihnen. Auch die Afrikanische Friedenstruppe und Solidarité, die einzige andere Hilfsorganisation in der Region, werden über die Entführung informiert.

Am nächsten Morgen trommelt der Koordinator alle Projektmitarbeiter zusammen, unterrichtet sie über den schweren Sicherheitsvorfall und stoppt bis auf Weiteres sämtliche Aktivitäten. Einzige Ausnahme: Bei einem Notfall darf der Arzt zur Klinik. Diese Entscheidung, die in erster Linie die eigenen Kollegen schützen soll, trifft die Rebellen an einer empfindlichen Stelle. Schließlich gibt es sonst keine medizinische Hilfe in der Region. Zumal »Ärzte ohne Grenzen« dort seit drei Jahren ein beeindruckendes Programm betreut: Die Mediziner operieren Schwerverletzte und Kranke, betreuen Schwangere, Säuglinge und junge Mütter, päppeln unterernährte Kinder wieder auf, fahren mit mobilen Kliniken in die Dörfer und kümmern sich um sauberes Trinkwasser und Latrinen. Mehr als 50.000 Menschen profitieren davon. Durchaus also ein Pfund, das schwer wiegt.

Bei mehreren Treffen teilt der Koordinator den Rebellen daher klipp und klar mit, was »Ärzte ohne Grenzen« von ihnen erwartet: Bevor die Organisation entscheidet, ob sie die Arbeit aufgrund des Vorfalls ganz einstellt oder nur unterbricht, fordert sie den Landcruiser binnen 72 Stunden zurück. Die Rebellen müssen zudem die volle Verantwortung für die Entführung und den Raub übernehmen. Immerhin kontrollieren sie angeblich das Gebiet und haben »Ärzte ohne Grenzen« zuvor die Sicherheit der Helfer garantiert. Sonst hätten sie in dieser gefährlichen Region gar nicht erst mit der Arbeit begonnen.

Parallel dazu bereitet das Team einen eventuellen Rückzug vor. Sie organisieren einen Helikopter auf Standby, legen Straßenrouten fest, falls sie doch mit dem Auto fahren müssen, und holen nötige Passierscheine für die militärischen Kontrollpunkte auf der Strecke ein. Sie regeln zudem alles so, dass ihre sudanesischen Kollegen, die in der Stadt wohnen und bleiben werden, das Projekt einen Monat lang allein weiterführen können. Alle hoffen jedoch, dass es zu diesem Schritt nicht kommen wird. Vorzeitig abbrechen will jedenfalls niemand.

Drei Tage nach der Entführung erhält »Ärzte ohne Grenzen« den gestohlenen Landcruiser zurück, ramponiert, aber immerhin. Die Rebellen ziehen die Täter zur Rechenschaft und entschuldigen sich. Glück gehabt, zumindest dieses Mal.

Die beiden Entführten, der Fahrer und der Übersetzer, erholen sich schnell von ihrem Schrecken. Schon am nächsten Tag kommen sie wieder zur Arbeit, psychologische Hilfe möchten sie nicht in Anspruch nehmen. Manchmal hingegen, bei augenscheinlich geringeren Ereignissen, geht bei einigen sudanesischen Kollegen nichts mehr: Schon ein Gerücht oder eine vage Drohung reicht aus, sie in Panik zu versetzen. »Das kann eine unglaubliche Dynamik entwickeln«, so Matthias, der diverse Male in Windeseile eine Lösung finden muss. Nicht immer kann er nachvollziehen, ob es sich nur um ein Gerücht handelt oder die Person tatsächlich bedroht wird. Wie soll er auch? Kaum jemand in Darfur bleibt verschont von der allgegenwärtigen Gewalt. Sie gehört zum Alltag, verstört und führt oft zu panikartigen Reaktionen.

Je länger dieser Konflikt dauert, desto heftiger befehden sich zudem die diversen Volksstämme in der Provinz. Nicht jeder Darfuri kann daher überall arbeiten. »Setzt du die Leute falsch ein, gefährdest du sie und schaffst dir im Projekt große Unsicherheit«, erklärt Matthias. Natürlich wissen die Sudanesen selbst am besten, wo es sicher für sie ist. Doch was heißt schon »sicher« in Darfur?

—

Kalma Camp jedenfalls verdient dieses Beiwort nicht. Zumindest nicht mehr. Anfangs, vor der Ankunft der Vertriebenen, wächst an diesem flachen, sandigen Ort, der zwischen einem ausgetrockneten Flussbett und der Eisenbahnlinie Nyala-Khartoum liegt, noch langes gelbes Gras. Affenbrotbäume mit ihrem kräftigen, bizarr anmutenden Astwerk, Akazien oder Büsche stehen vereinzelt herum und spenden den nomadischen Hirten, die ihr Vieh hier weiden lassen, wohltuenden Schatten.

Doch das ist längst passé. Heute leben in Kalma Camp, durch dessen Mitte sich das Flussbett schlängelt, etwa 90.000 Menschen. Es gilt als das zurzeit größte Vertriebenenlager weltweit. Nur knapp 30 Autominuten von der Provinzhauptstadt Nyala entfernt erstreckt sich das Lager über 16 Quadratkilometer.

Die kleinen Hütten, aus selbst gebrannten Lehmziegeln gebaut oder mithilfe dürrer Stöcke, Bambusmatten und Plastikplanen notdürftig zusammengeflickt, stehen so eng, dass Privatsphäre ein unerreichbarer Luxus ist. Jeder sieht und hört hier alles, jedes Husten, jedes Gespräch, jeden Streit. Die Hütten schützen weder vor den heftigen Stürmen in der Regenzeit, noch halten sie die Kälte der Nacht oder die Hitze des Tages fern.

Wer sich kein Bett leisten kann, liegt auf dem sandigen Boden oder besitzt mit etwas Glück eine Matte als Unterlage. Insekten, Parasiten, Mäuse und sonstiges Getier rücken den Schlafenden auf den Leib: Sie stechen, beißen oder dringen unter ihre Haut. Wohl dem, der ein Moskitonetz und eine Decke besitzt. Vielen mangelt es jedoch an beidem.

Tagsüber wimmelt es im Lager nur so von Menschen. Überall gibt es kleine Geschäfte, Stände und Kioske, die Gemüse, Setzlinge, Holz, Haushaltsgegenstände oder Handys verkaufen. Selbst einige Einwohner von Nyala machen ihre Einkäufe hier, weil manche Preise niedriger sind als in der Stadt. »Wenn man tagsüber als Fremder durch das Lager läuft, lässt man sich vielleicht vom Schein der Normalität täuschen«, sagt Matthias Hrubey. »Wer den riesigen Markt sieht, denkt leicht, dass es den Leuten ja so schlecht nicht gehen kann. Es dauert, bis du kapierst, wie die Menschen sich hier wirklich fühlen.« Kalma Camp gleicht einem Freiluftgefängnis. Innen brodelt es gewaltig. Doch wer es verlässt, riskiert allzu oft sein Leben.

»In nur fünf Wochen wurden in der Nähe von Kalma Camp mehr als 200 Frauen vergewaltigt.« Mit dieser Nachricht schlägt das amerikanische Flüchtlingswerk »International Rescue Committee« (IRC) im August 2006 Alarm. Sie sind weder die Ersten, die darauf aufmerksam machen, noch die Letzten. Die Regierung in Khartum mag derartige Schlagzeilen gar nicht gern und tut viel, um sie zu verhindern. Wenig jedoch, um den Frauen zu helfen oder die sexuelle Gewalt zu unterbinden.

Ob Hilfswerke wie IRC, Menschenrechtsorganisationen wie »Human Rights Watch« oder die Vereinten Nationen: Ihnen allen liegen zahlreiche Berichte von Frauen und Mädchen vor, die auf brutale Weise vergewaltigt wurden. Die Täter, Milizionäre aller Kriegsparteien, sind meist in kleinen Gruppen unterwegs, auf Pferden oder Kamelen. Am gefährlichsten ist es für die

Frauen, wenn sie das Camp verlassen, um außerhalb Feuerholz zu suchen. Eine 29-jährige Frau, die in Kalma Camp als Vertriebene lebt, beschreibt humanitären Helfern gegenüber ihre Tortur so: »Ich sammelte Feuerholz mit meinen zwei Nichten und zwei anderen Frauen aus dem Dorf. Plötzlich tauchte ein Mann mit einer Waffe auf. Er drängte uns in eine Senke, wo zwei andere Männer auf dem Boden lagen. Einer von ihnen nahm meine Nichte. Sie schrie nach ihrer Mutter, aber er befahl ihr, ruhig zu sein. Dann vergewaltigte er sie vor unseren Augen. Als er fertig war, stand ein anderer Mann auf, nahm sich eine von uns und vergewaltigte sie ebenfalls. Sie war im sechsten Monat schwanger. Der dritte Mann packte mich danach am Handgelenk, drehte meinen Arm auf den Rücken, warf mich auf die Knie und vergewaltigte mich. Der erste Mann, der, der begonnen hatte, zog schließlich meine zweite Nichte zu sich. Sie schrie, wir anderen weinten. Da schoss er drei Mal in die Luft. Wir waren so erschrocken, dass wir still waren. Meine Nichten sind 13 und 14 Jahre alt. Seit diesem Tag fürchten wir uns. Ich weiß, dass so etwas immer wieder passieren kann, wenn wir Feuerholz sammeln. Deshalb verkaufen wir auf dem Markt unsere Nahrungsmittel. Mit dem Geld besorgen wir uns Holz. Lieber sind wir hungrig, Hauptsache, wir müssen nicht mehr raus.«

Auf der Suche nach Feuerholz müssen die Frauen und Mädchen immer weiter laufen. Denn außerhalb des Lagers erstreckt sich mittlerweile ein Nichts, so weit das Auge reicht. Die Äste und Zweige der imposanten Affenbrotbäume sind längst abgeholzt und verbrannt. Nur die Stämme, zu dick für die Machete, stehen noch. Doch je weiter sich die Frauen vom Lager entfernen, desto größer ist die Gefahr, angegriffen und sexuell missbraucht zu werden.

Von Anfang an setzen die Kämpfer der verschiedenen Konfliktparteien in Darfur Vergewaltigungen als Kriegswaffe ein.

Das Verbrechen ist kein Geheimnis, im Gegenteil. Am Los der Betroffenen ändert es nichts. Zumal die Frauen und Mädchen nach dem sexuellen Gewaltakt ins Schweigen getrieben werden. Die meisten trauen sich nicht, über die Vergewaltigung zu sprechen, die sie erlitten haben. Zu groß ist das Stigma, zu übermächtig die Angst, von der Familie oder vom Ehemann verstoßen zu werden. »Die Frauen weinen nicht, wenn sie mir von ihrer Vergewaltigung erzählen. Wie sollten sie auch? Wenn dein Zuhause verbrannt ist, dein Ehemann ermordet, dann sind die Tränen versiegt. Würden sie sich erlauben zu fühlen, was ihnen angetan wurde, brächen sie zusammen. Ihren Kindern ginge es dann noch schlechter. Also halten sie durch, zeigen keinen Ärger und nehmen hin, was nicht hinnehmbar ist«, erklärt eine Hebamme in Kalma Camp.

Auch der Staat hilft den Betroffenen nicht. Denn sudanesische Gesetze verhindern Gerechtigkeit für vergewaltigte Frauen. Zumindest sieht die Organisation »Refugees International« dies so. Sie wirft der Regierung in einer Studie vor, ihre Gesetze deckten alle Straftaten, die regierungstreue Organe verüben. Und zu denen gehören auch die Milizen der Janjaweed.

—

In Kalma lauert die Gefahr jedoch nicht nur außerhalb des Camps. Auf engstem Raum leben hier unbescholtene Menschen neben Milizionären verschiedener Volksstämme, Jugendbanden und Banditen, die sich nicht nur mit bloßen Fäusten ihre Kämpfe liefern. Angeblich verstecken sie Waffen aller Art im Lager. Vor allem in der Dunkelheit fürchten sich viele Bewohner vor Überfällen, Schusswechseln, Messerstechereien oder Raub. Es gibt zwar eine Polizeistation am Rande des Lagers, doch die Vertriebenen vertrauen den staatlichen Ordnungshütern nicht. Schließlich ist Kalma Camp der Regierung ein Dorn im Auge, symbolisiert es doch auf eindrückliche und sehr sichtbare Weise, dass etwas nicht stimmt in Darfur.

Auch »Ärzte ohne Grenzen« bekommt eines Tages die Gewalt zu spüren: Gegen halb drei morgens entdeckt der Wächter der Klinik drei Männer in schwarzen T-Shirts und Hosen, die über den Zaun des Hospitals klettern wollen. Mit lauten Drohgebärden verscheucht er die Eindringlinge zunächst. Zehn Minuten später tauchen sie allerdings wieder auf. Zwei von ihnen tragen Waffen, die sie auf das Eingangstor des Klinikgeländes richten. Offenbar haben sie ihren Plan in der Zwischenzeit geändert. Anstatt einzudringen zündet der dritte Mann plötzlich ein dickes Büschel Gras an und setzt damit durch den Zaun hindurch eine der Hütten auf dem Klinikgelände in Brand. Als die Flammen hochschlagen, rennen sie davon.

Der Lärm des Wächters weckt die Menschen in den umliegenden Hütten auf. So schnell es geht versuchen sie gemeinsam, das lodernde Feuer mit Wasser und Sand zu löschen. Trotzdem brennen vier Hütten samt Einrichtung und Patientendokumentation ab. Verletzt wird glücklicherweise niemand. Am nächsten Morgen beginnt für »Ärzte ohne Grenzen« das klassische Prozedere nach Angriffen dieser Art: Die Mitarbeiter informieren sämtliche Kontaktpersonen, stoppen alle Aktivitäten, stellen den Notdienst in der Klinik sicher, verschärfen die Sicherheitsregeln für das Team und diskutieren über die weiteren Schritte. »Die Menschen in Kalma waren sehr erschrocken über den Brand«, erinnert sich Matthias. »Alle hatten Angst, dass wir die Klinik nach diesem Zwischenfall vollständig schließen würden. Die Scheichs versicherten uns, einige mit Tränen in den Augen, dass sie uns beim Wiederaufbau helfen würden.«

Aus allen acht Sektoren des riesigen Camps schicken die Ältesten Männer, um den entstandenen Schaden zu reparieren. Denn für die Bewohner von Kalma Camp steht viel auf dem

Spiel. Schließlich lautet die Botschaft der Brandstifter: »Zieht ab! Wir wollen euch hier nicht.« Wer immer die Täter auch sind, das Wohl der Vertriebenen haben sie nicht im Auge. Denn die medizinische Versorgung im Lager steht und fällt mit »Ärzte ohne Grenzen«. Von einem Stopp betroffen wären vor allem die Frauen und Kinder, da die Vor- und Nachsorge von Schwangeren im Mittelpunkt steht. »Uns war schnell klar, dass wir uns so nicht verabschieden wollten«, sagt Matthias. Mit einem leichten Anflug von Trotz entscheidet er daher, die beim Brand zerstörten Hütten schöner und größer wiederaufzubauen und die Fahne noch etwas höher zu hissen. Dem großen Schrecken setzt er somit einen Hauch von Zuversicht entgegen. Oder zumindest ein »So nicht!«. Die Bewohner von Kalma Camp jedenfalls atmen auf.

»Gesundheitlich ist die Lage ganz stabil. Psychisch geht es aber vielen Menschen im Lager schlecht, da sie schon so lange in der Schwebe leben«, erklärt Matthias. Zurück in ihre Dörfer können sie nicht, weil es dort zu unsicher ist. In Kalma aber drücken die Enge, die kargen Lebensumstände, die ständige Unsicherheit und Perspektivlosigkeit auf das Gemüt der Vertriebenen, ganz zu schweigen von den oft traumatischen Erfahrungen vor und während ihrer Flucht. Wen es nach Kalma verschlägt, der hängt zudem von der Hilfe anderer ab, ob er will oder nicht. Diese täglich gefühlte Ohnmacht kratzt und nagt am Selbstbild, entlädt sich in Aggressionen und oftmals auch in häuslicher Gewalt.

Schon eine Woche nach dem Brand weihen die Mitarbeiter drei neue Hütten für psychosoziale Beratungsgespräche ein. Räumlich eine große Entlastung, da es zuvor ständig Platzprobleme gab. Gleichwohl trügt der Eindruck, die Menschen wüssten sich nicht selbst zu helfen. Die meisten besprechen ihre Sorgen und Ängste mit der Familie oder mit Freunden, sie suchen Rat bei einem traditionellen Heiler, beim Oberhaupt des Stammes oder finden Trost in ihrem Glauben. Andererseits sprechen 2.000 Einzelsitzungen und 350 Familiengespräche in sechs Monaten für sich.

—

Und Matthias Hrubey? Wie hält er es aus, in diesem unsicheren Umfeld zu leben? Wie schützt er sich? »Ich ziehe meine Kraft aus dem, was klappt«, sagt er zunächst mit voller Stimme. Und fügt nach ein paar Sekunden etwas leiser hinzu: »Es ist anstrengend, nicht immer leicht, die Spannung auszuhalten.« Seine Freundin, die ebenfalls in Nyala arbeitet, gibt ihm emotionalen Rückhalt in dieser Zeit. Schwierige Momente steht sie mit ihm durch, hält ihn aus.

Unter einem Dach mit allen Kollegen zu wohnen, stört Matthias besonders in angespannten Zeiten. So manches Mal in all den Monaten wünscht er sich ein kleines Haus für sich allein. Nicht, weil er die Kollegen nicht mag. Nur, um seine Ruhe zu haben, um schweigen zu dürfen, um allein zu sein. »Wenn ich abends spät nach Hause komme, weil es wieder mal im Projekt Scherereien gibt, und meine Kollegen mit tausend Fragen auf mich warten, kann ich mich natürlich nicht verkrümeln«, sagt er. Und hätte doch genau das am liebsten oft getan. Irgendwann, als er ein paar Tage in der Hauptstadt Khartum verbringt, um sich zu erholen, schließt er sich vier Tage in sein Zimmer ein. »Ich wollte niemanden sehen, wollte nur lesen und endlich allein sein.« Sein Handy allerdings bleibt stets auf Empfang.

Matthias kennt diese Rückzugssignale, weiß, dass er seine Grenzen dann weit überschritten hat. Doch in diesem Klima der Gewalt, das so viele Menschen zermürbt, ihnen Schutz und Sicherheit verweigert, fällt es ihm wider bessseren Wissens schwer, gut auf sich aufzupassen. Die Ratschläge seiner Kollegen überhört er geflissentlich. »Man ist ja nicht ehrlich zu sich selbst. Es wird schon noch eine Woche gehen, habe ich mir oft gesagt. Dabei war es schon längst vier Wochen zu spät.«

Projektleiter in Nyala zu sein, empfindet Matthias zeitweise als anstrengend und belastend. Dennoch spürte er 2004 als Arzt in Kass einen größeren Druck. »In beiden Jobs arbeite ich sieben Tage rund um die Uhr.« Der Unterschied liegt für ihn darin, dass er als Projektleiter ganz unterschiedliche Aufgaben hat, eigene Prioritäten setzt und weiter weg ist von den vertriebenen Menschen, für die er arbeitet: Sein Arbeitsplatz ist im Büro. »Als Arzt im Lager fühle ich hingegen mehr Nähe. Es ist dieser direkte Kontakt zwischen mir und dem Patienten, der mich verpflichtet: Der Kranke muss gesund werden.« Dieser direkten zwischenmenschlichen Verantwortung kann er sich nicht entziehen.

Bevor er sich für die humanitäre Hilfe entschied, arbeitete er als Hausarzt in der Nähe von Ulm. Eine Erfahrung, die ihn prägt. Denn als Mediziner will er hier und da seinen Patienten nah sein. »Besonders dort, wo Gewalt herrscht, müssen wir mit unseren Patienten sprechen, ihnen zuhören, ihnen das Gefühl geben, für sie da zu sein. Das ist viel wichtiger, als ihnen die wirkungsvollsten aller Pillen zu verschreiben.« Mit etwas Sorge beobachtet er hingegen, dass Ärzte sich immer stärker spezialisieren und ihre sozialen Kompetenzen dabei leicht verkümmern. Diesen Trend spürt er auch in den Projekten.

»Ich mag's gern einfach«, so Matthias. »Unsere Patienten, gerade in Darfur, brauchen keine perfekte Medizin. Sie brauchen gute Ärzte, die ihnen menschlich begegnen.«

In Darfur stellen Organisationen wie »Ärzte ohne Grenzen« ihre Arbeit ständig in Frage. Was morgens gilt, hat manchmal schon abends keine Gültigkeit mehr. Für die Mitarbeiter der humanitären Hilfswerke bedeutet dieser dynamische Konflikt, dass sie schnell und reaktiv bleiben müssen. Perspektivisch aber brauchen die Menschen vor allem eins: Sicherheit. »Die anhaltende Gefahr ist mein größtes Problem. Ich brauche Frieden, dann gehe ich zurück in mein Dorf«, so ein Vertriebener in Kalma Camp. Ein Wunsch, den er mit den meisten Darfuris teilt.

Alarmsignale von Körper und Seele

Es ist dunkel im Zimmer, als er die Augen öffnet. Mitten in der Nacht. Eine Zeitlang weiß er nicht, ob er noch träumt oder schon wach ist. Jedenfalls rast sein Herz, das Atmen fällt ihm schwer, er hyperventiliert, zittert, schwitzt, spürt seine Beine nicht mehr. Gleichzeitig fürchtet er, seinen Verstand zu verlieren, verrückt zu werden. Wie lange dieser Zustand dauert, weiß Peter Buth heute nicht mehr. Wohl aber, dass er heftig weint, als er wieder zur Besinnung kommt. Eindrücklich erinnert er sich auch an die große Angst, sein Bett unter dem schützenden Moskitonetz verlassen zu müssen, um Hilfe zu holen. Erst als die Symptome nachlassen und er seine Gedanken und seinen Körper wieder ein wenig kontrollieren kann, traut er sich, seinen Arm blitzschnell unter dem Netz zu strecken: Sein Handy liegt auf dem Nachttisch. Damit kann er seine Kollegen rufen.

Es ist der 19. September 2006, irgendwann zwischen drei und fünf Uhr morgens, als Peter Buth seine erste Panikattacke erlebt. Sie erwischt ihn im Halbschlaf, völlig unvorbereitet, in einer Unterkunft von »Ärzte ohne Grenzen« in Khartum. Eigentlich will er am nächsten Tag nach Darfur, der krisengeschüttelten Provinz im Westen des Sudan. Doch daraus wird nichts. Bereits zwei Tage später fliegt er in Begleitung eines Arztes zurück nach Amsterdam, wo der gebürtige Niedersachse seit einigen Jahren lebt und arbeitet. Beim Zwischenstopp auf dem Frankfurter Flughafen warten schon seine Frau Leslie und sein bester Freund Jan. Das tut ihm gut. Sehr sogar. Trotzdem überwältigt ihn erneut die Angst, verliert er minutenlang die Kontrolle über sich.

—

An den ersten Monat nach Ausbruch seiner Krankheit erinnert sich Peter heute kaum noch. Ein Psychiater legt ihn mit starken Tabletten still, um ihn zu stabilisieren. Es dauert drei Monate, bis er fit genug ist, um in einem renommierten psychiatrischen Zentrum in Amsterdam mit einer Therapie für seine geschundene Seele zu beginnen. »Posttraumatische Belastungsstörung« (PTBS) lautet die Diagnose.

Eine Störung also, die durch eine traumatische Situation ausgelöst wird. Die Weltgesundheitsorganisation beschreibt Trauma als »ein belastendes Ereignis oder eine Situation kürzerer oder längerer Dauer, mit außergewöhnlicher Bedrohung oder katastrophenartigem Ausmaß, die bei fast jedem eine tiefe Verzweiflung hervorrufen würde«. Ein derartiges Trauma überfordert die menschliche Psyche. Wer beispielsweise Gewalt selbst erlebt oder eine Gewalttat an anderen miterlebt, spürt meist große Angst, tiefes Entsetzen, Hilflosigkeit und Kontrollverlust.

Wie jemand eine traumatische Situation für sich verarbeitet, hängt von vielen Faktoren ab, die sich gegenseitig beeinflussen: von der Dauer, der Wiederholung und der Intensität des Traumas, vom Grad der Angst, der Hilflosigkeit und des Kontrollverlustes. Auch davon, ob die Person schwer verletzt oder ein Dritter gar getötet wird, ob die Gewalttat zufällig geschieht oder absichtlich. Ebenso spielt die persönliche Stabilität des Betroffenen vor dem Trauma eine große Rolle. Jeder reagiert somit anders.

Brutale, grausame Erlebnisse im Krieg oder im Alltag, schwere Unfälle, sexuelle Gewalt, Geiselhaft, Terroranschläge, Folter oder Naturkatastrophen liegen ganz oben auf der Risikoskala für eine posttraumatische Belastungsstörung. Traumata, die von Menschenhand ausgelöst werden, sind dabei für die Betroffenen besonders schwer zu verarbeiten.

Menschen, die ein Trauma erleiden, erkennen sich danach oft selbst nicht wieder. Ihr Verhalten erscheint ihnen fremd und merkwürdig. Gleichwohl ist ihre Reaktion völlig normal, unnormal ist allein die traumatische Situation, die sie auslöst. Im Grunde schützt sich der Körper mit diesen Verhaltensweisen, um das Erlebte zu verarbeiten. Bei einer PTBS lassen sich die Symptome in drei Gruppen unterteilen, die die betroffene Person alle aufweist: Da ist zunächst die körperliche und seelische Übererregung, so, als wäre die Person in ständiger Alarmbereitschaft, um Gefahr abzuwenden. Sie leidet unter extremer innerer Unruhe, hoher Reizbarkeit und Schreckhaftigkeit, Schlafstörungen, Konzentrationsschwierigkeiten. Ängstliche und depressive Zustände sind häufig, Selbsttötungsgedanken nicht selten.

Zur zweiten Symptomgruppe gehört, dass die Person alle Reize und Gefühle vermeidet, die mit dem erlebten Trauma in Verbindung stehen. Das können Orte, Personen, selbst Gedanken sein. Der Organismus schützt sich auf diese Weise vor den intensiven, überwältigenden Emotionen, die vom Trauma herrühren. So kommt es häufig zu Gedächtnislücken, zu einer Art inneren Abstumpfung bis hin zur Gefühllosigkeit, oft verbunden mit sozialem Rückzug.

Wiederholte und sich aufdrängende Erinnerungen, auch Flashbacks genannt, sowie Alpträume gehören zur dritten Gruppe. Ausgelöst werden sie durch ganz alltägliche Hinweisreize, die an das Trauma erinnern und kaum vermieden werden können: ein bestimmter Geruch, ein Geräusch, eine Farbe oder eine Bewegung. Wer einen Flashback hat, erlebt das Trauma erneut so, als geschähe es im Hier und Jetzt.

Als Peter Buth beispielsweise ein paar Wochen nach seiner Rückkehr mit seiner Frau Leslie einen ersten Besuch in den nahe gelegenen Park wagt, passiert ihm genau das. Er sitzt auf einer Bank, hört das Rauschen der Blätter und spürt einen Windhauch, der ihn sekundenschnell zurück nach Ruanda katapultiert. In das Ruanda des Jahres 1994, nach dem Völkermord. Erneut erlebt er die Angst vor plötzlichen Massakern und den vielen Leichen, die er als 24-Jähriger bei seinem ersten Projekteinsatz mit einer deutschen Hilfsorganisation gesehen hat. Diese Flashbacks sind oft verbunden mit heftigen körperlichen Reaktionen, wie Zittern, beschleunigter Atmung oder Herzrasen.

—

Zwölf Jahre nach Ruanda bricht Peter Buth zusammen. Für eine posttraumatische Belastungsstörung ist das nicht ungewöhnlich. Sie kann sofort nach einem lebensbedrohlichen Ereignis einsetzen oder zeitversetzt. Oft genug entwickelt sie sich auch gar nicht: Bei der großen Mehrheit der Traumatisierten verschwinden die seltsamen Reaktionen nach ein paar Wochen von selbst. Von einer PTBS spricht man erst, wenn die typischen Symptome länger als vier Wochen andauern. Gehen sie nach mehr als drei Monaten nicht zurück, besteht die Gefahr, dass die Reaktionen chronisch werden. Einer umfassenden amerikanischen Studie zufolge ist dies bei etwa einem Drittel der PTBS-Patienten der Fall. Nicht alle posttraumatischen Störungen werden übrigens als solche erkannt. Insbesondere, wenn Depressionen oder Angststörungen im Vordergrund stehen.

Bevor Peter 1997 zu »Ärzte ohne Grenzen« wechselt, arbeitet er mit einer anderen Organisation in Ruanda, Haiti und Bosnien. Dann im Kongo, im Sudan, in Uganda, Afghanistan und Sierra Leone. Zuletzt ist Peter Buth als Programmleiter von »Ärzte ohne Grenzen« in Amsterdam tätig, ein enorm stressiger Job mit Rufbereitschaft rund um die Uhr. Immerhin ist er verantwortlich für die Projekte in unsicheren Regionen Somalias, Sudans oder Tschetscheniens. Auch dorthin reist er wiederholte Male und verkraftet scheinbar all das, womit er bei diesen Einsätzen konfrontiert wird: erbarmungslose Gewalt und tiefe Hoffnungslosigkeit.

Als er sich Mitte September 2006 auf den Weg nach Darfur macht, ist er müde, fühlt sich ausgelaugt. Die Situation der Menschen in der sudanesischen Konfliktprovinz erinnert ihn an 1994. »In Ruanda wusste die ganze Welt, was passierte. Trotzdem hat keiner eingegriffen. Das hat mich damals unglaublich frustriert«, sagt er rückblickend und fügt dann hinzu: »In Darfur ist die Situation für mich ganz ähnlich. Jeder weiß doch Bescheid, aber für die Menschen ändert sich nichts.«

Seine Psyche jedenfalls verkraftet diese Erkenntnis nicht. Sie kollabiert. Oder, um es mit Peters Worten zu sagen: »Der Mensch bewältigt schwierige Situationen, indem er die Fakten und Emotionen in unterschiedlichen Schubladen des Gehirns abgelegt. Wir erinnern uns an die Fakten, aber die Gefühle dazu sind zu gefährlich. Deshalb landen sie in einer Schublade, die gut verschlossen bleibt. Über die Jahre wird diese Schublade aber immer voller. Irgendwann macht es dann ›buff‹, und sie fliegt raus. Genau das ist mir in dieser einen Nacht in Khartum passiert.« Ein bildhafter Vergleich, der gut beschreibt, wie sich einzelne traumatische Erlebnisse anhäufen und den Betroffenen über Jahre schleichend verletzbarer machen, bis er zusammenbricht.

Aus der Hirnforschung weiß man, dass das menschliche Gehirn bei Gefahr Sinneseindrücke und die damit verbundenen Gefühle zunächst als lose Bruchstücke in einem Zwischenspeicher ablegt. Sie liegen dort unreflektiert und unverbunden, damit der Körper schnell auf die Gefahr reagieren kann, ohne von Emotionen überwältigt zu werden. Wenn die Bedrohung schließlich vorüber ist, werden diese losen Eindrücke und Gefühle an die linke Gehirnhälfte weitergeleitet. Hier werden sie logisch miteinander verknüpft und in Worte übersetzt. Erst wenn das geschehen ist, wird die Information in einem bestimmten Teil des Großhirns gespeichert. So erklärt sich, stark vereinfacht, wie der Mensch neurophysiologisch auf eine Gefahr reagiert. Und genau dieser Ablauf funktioniert nicht mehr, wenn ein Ereignis zu starke Gefühle auslöst.

—

Drei Monate nach seiner Erkrankung ist Peter stabil genug, um sein Trauma psychologisch aufzuarbeiten. Mit Hilfe der achtstufigen EMDR-Methode (Eye Movement Desensitization and Reprocessing), die bei PTBS sehr erfolgreich ist, lernt er in einem sicheren Rahmen, das Trauma wiederzuerleben und dem Erlebten einen Sinn zu geben. In jeder therapeutischen Sitzung konzentriert er sich dabei anfangs stark auf ein traumatisches Erlebnis und schließt dabei die Augen. Per Kopfhörer erhält er wechselseitig das akustische Geräusch »tick, tack, tick, tack«. Im Takt dieses Tons bewegt er mehrmals seine Augen nach rechts und links, bis der Therapeut ihn stoppt und auffordert, über die Gedanken oder Bilder in seinem Kopf zu sprechen. Wie EMDR funktioniert, ist wissenschaftlich noch nicht genau geklärt. In der Praxis aber hat sich das Verfahren seit Jahren bewährt. Peter jedenfalls empfindet die Sitzungen als ausgesprochen hilfreich, auch wenn er sich danach total ausgelaugt fühlt: »Ich war noch nie seelisch und körperlich so erschöpft wie nach den ersten EMDR-Stunden. Alle Knochen taten mir weh.«

Neben der Erinnerung an das traumatische Erlebnis hilft der Therapeut dem Klienten auch dabei, es zu begreifen, zu verarbeiten, in sein jetziges Leben zu integrieren. »Langsam verstehe ich, warum ich ein Problem mit Lautstärke habe, warum ich immer mit dem Rücken zur Wand sitzen und die Tür im Auge haben muss oder viele Leute auf engem Raum nicht ertrage.« Klar ist ihm auch, warum er seit Jahren keine Bananen essen kann. »Lange Zeit war es so, dass ich beim Anblick oder, schlimmer noch, beim Geruch einer Banane allergrößte Abwehr spürte«, sagt er. Denn in jenen Tagen in Ruanda geht er in eine Bananenplantage hinein, weil ihn der süße, reife Duft der Bananen lockt. Doch statt der Früchte stolpert er plötzlich über einen Haufen verwesender Leichen, die einen starken süßlichen Geruch ausströmen. »Heute kann ich darüber sprechen, ohne in Tränen auszubrechen. Das war lange unmöglich. Mein Psychiater hat mir sogar vorgeschlagen, einfach mal eine Banane zu essen, aber das habe ich mich noch nicht getraut.«

—

Vier Monate nach Beginn der Therapie, im Frühjahr 2007, geht es Peter so gut, dass er langsam wieder bei »Ärzte ohne Grenzen« seine Arbeit aufnehmen kann, wenn auch in einem anderen Job. »Das Schwierigste in all den Monaten war für mich auszuhalten, dass es so lange dauert, gesund zu werden«, sagt er. Die Panikanfälle, Schuld- und Schamgefühle sowie die Depressionen sind anfangs sehr furchteinflößend für ihn. Immer wieder glaubt er, verrückt zu werden. »Wenn ich diese emotionalen Zustände allerdings überstanden hatte, fand ich es später irgendwie auch interessant.« Zumal er ganz allmählich lernt, dass jede Panikattacke nach einigen Minuten endet und die depressiven Schübe mit der Zeit nachlassen.

Leslie und Jan sind in all den Monaten von unschätzbarem Wert für Peter. Leslie, weil sie da ist, zu ihm hält, jeden Schritt mit ihm geht. Jan, weil er selbst vor Jahren an einer posttraumatischen Belastungsstörung erkrankte und wie kein anderer versteht, was Peter durchmacht. »Wir hatten so ein Glück, dass es ihn gab. Ich war ja so depressiv und konnte nicht darüber sprechen, was mit mir los war.« Jan war seine Stimme. Ihm gelingt es über all die Monate, den direkten Draht zu Peter zu halten und Leslie zu »übersetzen«, was der Freund durchlebt.

Mehr als ein Jahr nach Ausbruch seiner Krankheit konstatiert Peter nüchtern: »Ich bin nicht mehr der Alte, nicht mehr so belastbar. Aber das macht nichts.« In den vielen Gesprächen mit seinen Therapeuten vollzieht er einen wichtigen Perspektivwechsel: »Was wir bei unserer Arbeit in Konfliktgebieten erleben, ist ja schlicht nicht normal. Gewalt, Verfolgung, Flucht. Kein Wunder, wenn meine Seele da streikt. Die Schublade war voll und musste geleert werden.« Er lernt, wenn auch schmerzhaft, seine Krankheit als Chance zu begreifen, fürsorglicher mit sich zu sein. »Ich habe viel gelernt in den letzten Monaten, kann meine Grenzen und Gefühle besser akzeptieren und »Nein« sagen, lebe bewusster und freue mich über jeden Tag, an dem es mir gut geht.«

PTBS versteht Peter als eine Berufskrankheit von humanitären Helfern. Seine Therapeuten bestärken ihn darin und holen die Krankheit damit aus der Stigmaecke heraus. Denn noch immer haftet dieser psychischen Störung etwas Seltsames an, über das man eher hinter vorgehaltener Hand spricht, wenn überhaupt. Damit macht Peter eindeutig Schluss: »Wäre ich Schlosser geblieben, hätte ich wahrscheinlich einen kaputten Rücken. Jetzt ist es eben der Kopf«, sagt er lakonisch. Das Thema Trauma liegt ihm seit seiner Erkrankung nah am Herzen. Er findet es wichtig, offen darüber zu sprechen. Jeder sollte vor einem Einsatz wissen, dass es passieren kann, aber nicht zwangsläufig muss. »Und, dass es einen Weg raus gibt«, so Peter. Er selbst ist noch in der Genesungsphase, seine Therapie läuft weiter. Wenn sie beendet ist, würde er gern eine Arbeit finden, die ihm mehr Freizeit erlaubt. Was genau dann ansteht, weiß er noch nicht. Klar ist nur, was er nicht mehr will: »ständig meinem blöden Handy ausgeliefert zu sein.«

—

Erfreulicherweise erholen sich zwei Drittel der Betroffenen innerhalb von drei Monaten von Traumasymptomen. PTBS ist für humanitäre Helfer ein Risiko, das sich je nach Einsatzgebiet nicht grundsätzlich ausschließen lässt. Weitaus größer und häufiger allerdings ist die Gefahr eines Burnout.

Der Arzt Markus Fritz, der zuletzt mit »Ärzte ohne Grenzen« in einem Nothilfeprojekt am Mount Elgon im Westen Kenias arbeitet, sieht humanitäre Helfer durchaus in der Gefahr, in die Burnoutfalle zu tappen. In einem Webblog schreibt er: »Ich werde müder, und die Arbeit kostet mehr Kraft als am Anfang. Zugleich wird mir klar, wie schwer es ist, das zuzugeben. Erst recht in einem Projekt, in dem viele schon länger arbeiten und mehr ausgehalten haben. Die Standardantwort auf ›How are you‹ ist ›fine‹, ob es nun stimmt oder nicht. Für den Burnoutmechanismus ist das ideal. Wir sehen uns als tapfere Streiter für die Menschlichkeit, in einer Gegend, in die sich sonst kaum jemand hintraut. Und als solche werden wir auch von außen gesehen. Täglich hören wir, wie wichtig und geschätzt wir sind. Das tut unserem Ego gut, aber gerade das ist die Falle. Wer bringt schon unter solchen Umständen den Satz ›ich kann nicht mehr‹ über die Lippen? Er fühlt sich an, als gäbe man eine Niederlage zu.«

Der neumodische Begriff Burnout bedeutet, dass jemand in einem langsamen Prozess ausbrennt, seine Energie erschöpft. Oft über Jahre hinweg. Man spricht daher auch von einer schleichenden, körperlichen und seelischen Erschöpfungsspirale. Mehr als 130 Anzeichen charakterisieren dem Forscher Matthias Burisch zufolge ein Burnout, doch keines allein reicht für eine Diagnose. Obwohl der Begriff inzwischen in aller Munde ist, entspricht ihm kein offiziell anerkanntes Krankheitsbild, in den Handbüchern von Ärzten und Psychologen taucht er nur im Anhang auf.

Wer sich über lange Zeit in ständiger Alarmbereitschaft hält, weil eine berufliche Herausforderung die nächste jagt und kein Ende abzusehen ist, überlastet seinen Organismus und schwächt so das Immunsystem. Dauerstress führt unweigerlich zu körperlichen Leiden wie häufigen Atemwegsinfekten, Herzkreislaufbeschwerden, Tinnitus, Magen-Darm- und Rückenproblemen, Schlafstörungen oder Autoimmunkrankheiten. Beim Gang zum Arzt stellt dieser erstaunlicherweise anfangs keinen organischen Schaden fest. Den Patienten beruhigt das natürlich. Und verführt ihn, die psychosomatischen Vorboten nicht ernst zu nehmen. So lässt er alles beim Alten und vermeidet oder zögert eine Verhaltensänderung am Arbeitsplatz weiter hinaus. Der Druck zu handeln ist bei einer klinischen Diagnose weitaus stärker.

Auch auf psychischer Ebene wirkt sich die ständige Belastung aus. Innere Leere, zunehmender Zynismus, chronische Müdigkeit, erhöhte Reiz- und Kränkbarkeit, sozialer Rückzug, Versagensängste oder eine erhöhte Suchtanfälligkeit sowie das immer stärker werdende Gefühl »ich kann nicht mehr« tauchen auf, und werden als Warnsignale häufig übersehen. Am Ende der Spirale wartet die totale Erschöpfung, die durchaus Depressionen und Selbsttötungsgedanken einschließt.

Bei Stress geht es dabei um eine subjektive Empfindung, auf die jeder Mensch, wie beim Trauma, anders reagiert. Als besonders anfällig gelten Menschen, die sich stark engagieren, die effektiv und konzentriert arbeiten, einen Hang zur Perfektion haben und idealistisch sind. Wie heißt es doch so schön? »Nur wer brennt, brennt aus.« Vor allem Mitarbeiter von Hilfsorganisationen, ob sie nun im In- oder im Ausland arbeiten, schwanken häufig zwischen ihren hohen idealistischen Ansprüchen einerseits und mangelnder Abgrenzung andererseits.

Das idealisierte Helferbild, von dem Markus Fritz spricht, lastet schwer auf vielen. Wer glaubt, mutig und selbstlos allem trotzen zu müssen, wird leicht seine Grenzen überschreiten und eigene Bedürfnisse verdrängen. Erst recht, wenn dieses Bild von außen bestätigt wird. Zumal es den Helfern häufig um ein Vielfaches besser geht als den Menschen, denen sie zu helfen sich anschicken. Schuld- und Schamgefühle über die eigene privilegierte Position wirken unbewusst, führen zu ständigen Durchhalteparolen und torpedieren nicht selten die zarte innere Stimme, die schon lange nach einer Auszeit ruft. Ein Abrutschen auf der Erschöpfungsspirale scheint so nahezu vorprogrammiert.

Frisst sich der Job immer tiefer in das Privatleben ein, bringen die freien Stunden kaum noch Erholung, schleppt man sich zunehmend widerwillig zum Job und beeinträchtigt die Erschöpfung schließlich auch das restliche Leben, sollten die Alarmglocken klingeln. Möglichst laut. Wobei der Knackpunkt beim Burnout nicht der Beruf an sich ist, sondern die persönliche Einstellung zum Job. Oder, besser gesagt, die Werte, Botschaften und Bilder, die jede Person verinnerlicht hat und denen sie folgt.

Eine bedeutsame Rolle spielt darüber hinaus natürlich auch die Kultur innerhalb eines Unternehmens oder einer Organisation. Permanenter Leistungsdruck, schlechte Personalführung, ein häufig angespanntes Arbeitsklima, aber auch informelle Botschaften, die ein Ausbrennen fördern, können krank machen.

Markus, der langjährige Berufserfahrung in der Psychiatrie hat, spricht mit seinen Kollegen in Kenia auch über Burnout, klärt auf über Alarmsignale und wie man sich schützen kann. Bei einem solchen Gespräch horcht eine seiner Kolleginnen, eine malayische Ärztin, auf. Ein Jahr lang habe sie zuvor ohne Pause in einem anderen Projekt gearbeitet, erzählt sie ihm. Oft habe sie Schlafstörungen gehabt und Angst zu versagen, sich niedergeschlagen, antriebslos und freudlos gefühlt. Erst durch das Gespräch mit Markus wird ihr klar, was damals mit ihr los war. Wie dieser Ärztin ergeht es vielen: Sie halten die Warnzeichen für eine persönliche Schwäche und bringen sie nicht mit dem Arbeitsplatz in Verbindung.

—

Dabei bietet der Job des humanitären Helfers allerlei stressige Zutaten, die ein Burnout begünstigen. Da sind zunächst die äußeren Arbeitsbedingungen: ungewohntes Klima, die Art der Unterkunft, einseitige Ernährung, ein isoliert gelegener Projektort, fehlende Freizeitangebote, aber auch die Trennung von Freunden und Familie. Wer für zwei oder drei Monate im Ausland arbeitet, mag darüber hinwegsehen. Wer länger vor Ort bleibt, spürt die Auswirkungen. Auch die lokale Mentalität, die Kultur sowie die Traditionen im Gastland spielen eine Rolle. Hinzu kommt die Sprachbarriere. Ständig in einer Fremdsprache zu sprechen, strengt an und ist doch unerlässlich für den zwischenmenschlichen Kontakt und die berufliche Tätigkeit. Ganz zu schweigen von der eigentlichen Arbeit. Sie zehrt oft besonders aus, denn in der Nothilfe sitzt einem die Zeit stets im Nacken. Ganz wichtig ist zudem das Verhältnis zu den Kollegen. Starke Spannungen im Team können ein ganzes Projekt gefährden. Ebenso wie die Sicherheitslage, die, je nach Einsatzort, ein besonders hoher Stressfaktor ist.

Umso wichtiger ist es also, gut auf sich aufzupassen und das eigene Wohlergehen ernst zu nehmen. Wer es schafft, Belastung und Erholung in der Waage zu halten, muss nicht ausbrennen. Markus Fritz beschreibt diese Balance so: »Die wunderschöne Natur in Mount Elgon, die gute Atmosphäre im Team, ein in Sicherheitsfragen sehr erfahrener Projektkoordinator und die Möglichkeit, am Wochenende in die nächste Stadt zu fahren – all das ist sehr hilfreich. So halte ich die latente Bedrohungslage und den mangelnden Komfort, wie Mehrbettzimmer, keine Dusche, mäßiges Essen, einigermaßen gut aus. Wäre ich hier allerdings in der Wüste oder von Stacheldraht umgeben, gäbe es weit und breit keinen Ort, wo ich mal entspannt ein Bier trinken könnte oder lägen die Kollegen ständig miteinander im Streit, wäre ich wohl rasch am Rande meiner Möglichkeiten.«

Der Berliner Arzt hat gelernt, »freundlich Nein zu sagen«, wenn ihm etwas zu viel wird. Er glaubt auch nicht, alles selbst machen zu müssen, sondern delegiert Aufgaben an Kollegen. Darüber hinaus legt er Wert auf Gespräche, treibt Sport und schreibt regelmäßig Tagebuch. Allzu oft aber erlauben sich humanitäre Helfer diese kluge Selbstfürsorge nicht. Oder trauen sich nicht, selbstbewusst gegen die unterschwellig wirkenden Botschaften der eigenen Organisation aufzubegehren. Denn eins ist klar: In der Nothilfe gibt es immer etwas zu tun. Und immer ist es dringend.

—

Wie kann nun eine Organisation, die vorrangig in Konfliktgebieten arbeitet, mögliche seelisch-körperliche Auswirkungen auf ihre Projektmitarbeiter auffangen? Trainingskurse in

Sachen Management sind sicherlich das Eine. Des Weiteren kommt hinzu, dass »Ärzte ohne Grenzen« schon seit vielen Jahren nach traumatischen Ereignissen Psychologen in die Projekte schickt, um den eigenen Mitarbeitern beizustehen: bei einer Geiselhaft, nach einem gewalttätigen Überfall, aber auch, wenn das gesamte Team nach einer brenzligen Situation zurückgezogen wird.

Hilfreich ist auch das kollegiale Netzwerk, das seit 1999 besteht. Rund zwölf erfahrene und für diese Aufgabe eigens geschulte Nothelfer rufen ihre Kollegen vor und nach jedem Projekteinsatz an. Sie tauschen Informationen aus, sprechen Ängste an, achten auf akute Belastungsstörungen und helfen bei der Suche nach einem Therapeuten. Volker Herzog, Marieluise Linderer und Henrike Meyer, die alle während des Bürgerkriegs in Sierra Leone gearbeitet haben, sind von der ersten Stunde dieses Netzwerks an mit dabei. Fassungslos angesichts der dort verübten Gräueltaten und des schier unermesslichen Leids der Menschen fanden sie nach ihrer Rückkehr kaum Worte für das Erlebte. Zumindest nicht gegenüber Freunden oder der Familie. Unter Kollegen trauten sie sich indes zu sprechen. Weil sie alle dasselbe durchgemacht haben, weil sie nur wenige Worte brauchen, um verstanden zu werden und weil das Erlebte mitunter Dritte bei Weitem überfordert.

Ergänzt wird dieses kollegiale Netzwerk durch Psychologen, die zeitweilig im Büro von »Ärzte ohne Grenzen« arbeiten. Anne Pillot ist eine von ihnen. Sie spricht mit Projektrückkehrern darüber, wie sie ihre Arbeit erlebt und den Stress bewältigt haben, was belastend oder erfreulich für sie war. Den Inhalt der Gespräche behandelt sie streng vertraulich. Meist reicht ein Termin, manchmal folgt ein Telefonanruf, hin und wieder auch ein zweites Gespräch. Bisweilen hilft sie auch bei der Suche nach einem Therapeuten am Wohnort des Rückkehrers.

Anne Pillot, die selbst in Sierra Leone, Iran und Sri Lanka gearbeitet hat, achtet stets auf typische Warnzeichen von Burnout. »Wenn jemand drei Mal in sechs Monaten an Malaria erkrankt, stutze ich«, sagt sie. Warum sorgt die Person nicht besser für sich, was hindert sie daran? Welchem Bild will sie genügen?« Die Ursachen hierfür liegen manchmal tief, nicht selten in der Kindheit. Daran rührt sie bei einem einmaligen Gespräch natürlich nicht. »Ich gebe stattdessen Impulse mit meinen Fragen. Jeder kann so für sich entscheiden, was er davon bearbeiten möchte«, sagt sie. Manchmal, so ihre Erfahrung, geschieht das erst Monate später. Aber das stört sie nicht. »Wichtiges geht nicht verloren«, glaubt sie fest.

Auf der Stresshitliste stehen übrigens nicht die Sicherheitsfragen ganz oben. Für Anne Pillot belegen eindeutig zwischenmenschliche Spannungen den ersten Platz. »Konflikte auf der beruflichen Ebene sind dabei häufig nur ein Vorwand. Darunter liegt meist das schmerzhafte Gefühl, als Person nicht gesehen oder nicht gehört zu werden. Viele nehmen Kritik zu persönlich.« Und brauchen so viel Energie, um sich ständig zu schützen. Trotz aller Schwierigkeiten ist Anne jedoch überzeugt, dass ein Projekteinsatz den individuellen Reifeprozess ungemein beschleunigt. »Ich bin gewachsen«, diesen Satz hört sie sehr oft.

Natürlich leidet nicht jeder Projektmitarbeiter, der erschöpft und müde zurückkehrt, gleich unter einem handfesten Burnout. Anne Pillot und ihre Kollegen sprechen jedoch die Warnsignale an und ermuntern die Einzelnen, gut für sich zu sorgen. Am besten, sagt sie, sei nach der Rückkehr eine wohlwollende und fürsorgliche Umgebung, um sich zu erholen. »Das wirkt wie Balsam.« Bei Burnout und bei Trauma.

Unabhängigkeit beginnt im Kopf

Alle Projektmitarbeiter von »Ärzte ohne Grenzen«, die in diesem Buch über ihre Erfahrungen berichten, stimmen in einem Punkt überein: Egal, in wie vielen Projekten sie gearbeitet haben, jeder ihrer Einsätze ist einzigartig. Denn jeder politische Kontext ist anders, mal geht es bei der medizinischen Nothilfe um die Versorgung von Flüchtlingen, mal um HIV/Aids oder unterernährte Kinder. Auch die lokalen Arbeitsbedingungen, die Kultur des Landes oder die Größe der Teams spielen eine Rolle, ganz zu schweigen von der subjektiven Befindlichkeit des Einzelnen. Selbst ein Chirurg wie Volker Herzog, der bereits mehr als ein dutzend Mal für »Ärzte ohne Grenzen« am Operationstisch gestanden hat, empfindet jedes Projekt anders.

Und doch gibt es Gemeinsamkeiten, die der humanitären Arbeit zugrunde liegen. Da sind zunächst einmal die zahlreichen medizinischen und logistischen Richtlinien, die »Ärzte ohne Grenzen« seit den 80er Jahren erarbeitet und seitdem kontinuierlich weiterentwickelt hat. Die Mitarbeiter brauchen somit nicht bei jedem Einsatz das Rad neu erfinden. Diese Standards sind für zahlreiche medizinische und logistische Situationen erarbeitet worden. Wie impft man zehntausende Kinder gegen

Masern, auf welche Krankheiten muss man in einem Flüchtlingslager gefasst sein, wie bereitet man Trinkwasser aus einem
See auf oder auf was muss man beim Bau von Latrinen achten?

Fern ab dieser eher praktischen Fragen gibt es allerdings
auch übergeordnete Werte, denen die Organisation in ihrem
Bestreben nach Menschlichkeit folgt. Werte, die als Richtschnur
dienen, um ausschließlich im Interesse der Bedürftigen zu handeln und ihr Wohl zu erreichen. Es geht dabei um Werte wie
Unparteilichkeit, Unabhängigkeit und Neutralität.

—

Wie diese in der Wirklichkeit ganz praktisch angewendet werden, zeigt ein Blick zurück. Als der Kosovokrieg 1999 beginnt,
sorgt »Ärzte ohne Grenzen« für große Unruhe. Denn die Organisation lehnt staatliche Gelder für Projekte im Kosovo und in
den Nachbarländern von den Regierungen ab, die sich direkt am
Krieg beteiligen. Also auch von den Nato-Mitgliedsstaaten. In
humanitären und politischen Kreisen reagieren manche verstört
auf diese Entscheidung. Eine Finanzierung der Projekte durch
diese Länder, so argumentiert »Ärzte ohne Grenzen«, könnte
jedoch die eigene Unabhängigkeit in diesem Krieg gefährden.
Zumindest aus Sicht derer, die nicht einverstanden sind mit der
Politik der Natostaaten.

Szenenwechsel: Amerikanische und britische Luftstreitkräfte
bombardieren Anfang Oktober 2001 Stellungen der Taliban in
Afghanistan – die erste militärische Reaktion der US-geführten
Koalition nach den Anschlägen auf das World Trade Center in
New York und das Pentagon in Washington am 11. September
desselben Jahres. Gleichzeitig werfen sie dabei Lebensmittelpa-
kete für die afghanische Bevölkerung ab. Als humanitäre Geste
sozusagen. »Ärzte ohne Grenzen« reagiert mit heftiger Kritik.

Die Organisation ist gegen die Vermischung von militärischen Operationen und humanitärer Hilfe. Wieder schütteln viele verständnislos den Kopf. Was kann man nur dagegen haben? Beispielsweise, dass der zeitnahe Abwurf von Bomben und Lebensmittel die afghanische Bevölkerung stark gefährdet. Woher sollen die Menschen wissen, was gerade auf sie zugeflogen kommt? Zumal die grell gelben Nahrungsmittelpakete den nicht explodierten Sprengkörpern der Streubomben sehr ähneln und somit eine große Gefahr für spielende Kinder darstellen.

Auch im Krieg gegen den Irak verhält sich die Organisation störrisch. Sie will partout nicht dazu Stellung nehmen, ob sie nun für oder gegen diesen Krieg ist. Dabei lehnen Umfragen zufolge mindestens 80 Prozent der Deutschen diesen Krieg ab. Es wäre somit ein leichter Sympathieerfolg zu erzielen. Doch für »Ärzte ohne Grenzen« ist in dieser Situation Neutralität ein hohes Gut, denn ihre Mitarbeiter sind bereits vor Ort und wollen während des Krieges helfen. Das können sie umso besser, wenn alle Konfliktparteien sie als neutrale Akteure ansehen.

Völlig übergeschnappt scheint die Organisation zu sein, als sie bereits wenige Tage nach dem schrecklichen Tsunami zu Weihnachten 2004 erklärt, keine Stichwortspenden mehr annehmen zu wollen. Während die Medien atemlos über die große Not in den betroffenen Ländern berichten und sich ein Spendenrekord ungeahnten Ausmaßes abzeichnet, lehnt »Ärzte ohne Grenzen« öffentlich weitere zweckgebundene Gelder für die Katastrophenregion mit dem Argument ab: ›Wir haben für unsere Tsunami-Projekte genug Geld erhalten – es reicht, vielen Dank.‹ Nicht nur die Medien, auch viele Hilfsorganisationen reagieren empört. Diese Botschaft passt einfach nicht ins Bild der allabendlichen Spendenkonzerte und Werbeaktionen. Im Gegenteil, sie könnte den Geldregen beenden. Erst Monate später, nach dem Spendenrausch, gestehen einige Hilfswerke ein, dass das viele Geld vielleicht doch in anderen Ländern dringender gebraucht würde.

—

Jedes dieser Beispiele zeigt, dass »Ärzte ohne Grenzen« eigene Vorstellungen von humanitärer Hilfe hat und nicht jede Geste gut heißt. Die Organisation will zwar inmitten von Krieg und Gewalt das Leid der Betroffenen lindern und ihnen dabei helfen, ihr Leben würdevoll wieder in die eigenen Hände zu nehmen. Doch nicht blindlings.

Denn die Helfer wissen aus langjähriger Erfahrung, dass Hilfe in jedem Konflikt instrumentalisiert werden kann, dass sie manchmal sogar mehr schadet als nützt. Und dass sie gut aufpassen müssen, nicht selbst in die Spirale der Gewalt zu geraten. Denn Medikamente, Nahrungsmittel, Autos, Funkgeräte oder Satellitentelefone sind wertvoll, können auf dem Schwarzmarkt teuer verkauft werden und die Kriegskasse der kämpfenden Parteien auffüllen. Das alles ist nicht neu. Darüber sind viele Aufsätze und Bücher geschrieben worden.

Um sich im dichten Gestrüpp der unterschiedlichen Interessen bei bewaffneten Konflikten zu orientieren, hält »Ärzte ohne Grenzen« daher immer wieder die Fahne der Unparteilichkeit, Unabhängigkeit und Neutralität hoch. Zurück gehen diese Prinzipien auf den Geist des humanitären Völkerrechts, das seinen Anfang mit der ersten Genfer Konvention von 1864 nahm und seitdem durch weitere Abkommen und Zusatzprotokolle ergänzt wurde.

—

Worum genau geht es also bei diesen Prinzipien? Den meisten Menschen ist relativ klar, dass eine neutrale Haltung hilfreich ist, wenn es um Konflikte oder Kriege geht. Wer möglichst den

Menschen auf allen Seiten eines Konfliktes helfen möchte, tut gut daran, sich mit öffentlichen Aussagen zu politischen oder militärischen Lösungen zurückzuhalten. Häufig drängeln sich sowieso genügend Experten aus Politik, Wirtschaft und Gesellschaft vor die Mikrofone und Kameras, um ihre Position kundzutun. Die »humanitäre« Stimme ist meist erst gefragt, nachdem alle anderen sich bereits geäußert haben. Welchen inhaltlichen Mehrwert hätte es in der Diskussion vor dem Irak-Krieg gehabt, wenn sich auch »Ärzte ohne Grenzen« noch positioniert hätte? Und auf welcher Beurteilungsgrundlage eigentlich? Der Schaden einer öffentlichen Stellungnahme hingegen liegt für die Teams vor Ort auf der Hand. Wie heißt es doch neuerdings oft in einer Konfliktsituation? »Wer nicht für uns ist, ist gegen uns.« Und das kann für die Helfer schwerwiegende Folgen haben.

Allerdings, und dies macht die Neutralitätsfrage etwas komplizierter, nimmt sich »Ärzte ohne Grenzen« in bestimmten Fällen das Recht heraus, öffentlich Stellung zu beziehen. Voraussetzung dafür ist, dass die Mitarbeiter vor Ort schwere anhaltende Verstöße gegen das humanitäre Völkerrecht oder die Menschenrechte selbst beobachten: wenn Krankenhäuser oder medizinisches Personal angegriffen werden, wenn den Helfern der Zugang zu Not leidenden Menschen verwehrt wird oder systematische Vergewaltigungen stattfinden, ohne dass die Verantwortlichen Abhilfe schaffen. Diese Art der öffentlichen Kritik ist stets das letzte Mittel, es gehen immer Gespräche und Kontakte auf diplomatischer Ebene voraus. Hilft das Tauziehen hinter den Kulissen jedoch nicht, prangert die Organisation die Missstände öffentlich an, wenn sie glaubt, dass es im Interesse der bedrohten Menschen ist. Nicht selten ist der Grat schmal, auf dem sich »Ärzte ohne Grenzen« in solchen Situationen bewegt. Das Unrecht verschleiern, um eine Präsenz vor Ort um jeden Preis zu sichern, lehnt die Organisation jedoch in vielen Fällen ab.

Das Prinzip der Unparteilichkeit bezieht sich auf die Haltung der Helfer gegenüber den Notleidenden. In Konflikten gibt es Täter und Opfer, und manchmal ist ein Mensch gar beides. Humanitäre Hilfe aber kennt keine guten und bösen Opfer. Jeder Mensch, der krank oder verletzt ist und Überlebenshilfe braucht, hat ein Recht darauf – sowohl die zivile Bevölkerung als auch Soldaten, die ihre Waffen niederlegen. Egal, welche politischen, religiösen oder weltanschaulichen Überzeugungen sie vertreten, egal, welcher ethnischen Herkunft sie sind.

Allerdings kann nur eine unabhängige Organisation in einem bewaffneten Konflikt wirklich unparteiisch handeln. So muss sie zum Beispiel finanziell frei schalten und walten können. Wer genügend private Spenden einsetzen kann, hat auch die Freiheit zu entscheiden, wohin die Hilfe fließen soll. Anders ausgedrückt, wer in hohem Maße von Regierungsgeldern oder denen der Europäischen Union abhängig ist, wird sich in der Regel auch den politischen Interessen der Geber unterwerfen müssen. Dies kann bedeuten, dass Länder ausgeblendet werden, in denen zwar große Not herrscht, die aber politisch für die jeweilige Regierung uninteressant sind. Ganz nach dem Motto ›Wer zahlt, bestimmt‹. Aber auch die Öffentlichkeit kann mit zweckgebundenen Spenden einen hohen Druck ausüben. Wie nach dem Seebeben in Südostasien. In der emotional aufgeladenen Weihnachtszeit sorgte die schier unaufhörliche Flut von Bildern aus der Katastrophen- und Urlaubsregion für unglaubliche Spendensummen. Einmal mit einem Stichwort versehen, ist jede Hilfsorganisation jedoch verpflichtet, die Spende zeitnah für den entsprechenden Zweck auszugeben. »Ärzte ohne Grenzen« hat damals die Spender schriftlich gebeten, ihre Tsunamispende für andere Länder freizugeben. Mit Erfolg. Im Jahr 2005 finanzierte die Organisation die großen Ernährungsprojekte in Niger und in der westsudanesischen Provinz Darfur mit diesen privaten Spenden.

So wichtig Geld auch ist, um frei entscheiden zu können, wahre Unabhängigkeit beginnt im Kopf. »Ärzte ohne Grenzen« strebt daher nach größtmöglicher Distanz zu allen politischen, militärischen und wirtschaftlichen Akteuren. Dies bedeutet nicht, dass sich die Organisation Gesprächen verweigert. Gleichwohl wehrt sie sich gegen jegliche Vereinnahmung. Denn spätestens seit dem Kosovokrieg ist klar, dass sich das Etikett »humanitär« auf vieles kleben lässt, das den Namen nicht verdient. Politiker haben dafür ein feines Händchen. Sie wissen, dass ein humanitäres Feigenblatt besänftigend wirkt auf die Bürger, ihre Wählerschaft. Denn die Botschaft, die von diesem Wort ausgeht, lautet: »Menschliche Not soll gelindert werden«. Und so mutieren Kriege, Bomben oder militärische Interventionen zu »humanitären« Gesten. Die Bedeutung des Wortes selbst wird dabei auf den Kopf gestellt. Denn deutsche Wörterbücher erklären es mit »menschenfreundlich, wohltätig, das Wohl der Menschen fördernd«. Selbst eine »humanitäre Katastrophe« ist somit schierer Unsinn.

Insbesondere seitdem westliche Militärverbände zunehmend in Konflikte eingreifen, achtet »Ärzte ohne Grenzen« strikt darauf, in einem politisch hochsensiblen Kontext nicht mit den militärischen Akteuren der verschiedenen Parteien in Verbindung gebracht zu werden. Die Organisation kritisiert zudem, dass sich Soldaten in einem Konfliktgebiet ein humanitäres Mäntelchen umlegen und Hilfsgüter verteilen. Denn das Risiko ist groß, dass der militärische Gegner die fremden Soldaten und ausländischen Helfer in einen Topf wirft und gleichermaßen bekämpft. Zumal die Soldaten bei ihren Hilfsaktionen durchaus in Zivil, aber bewaffnet, und in denselben weißen Autos unterwegs sind wie humanitäre Helfer. So zumindest US-Soldaten in Afghanistan und Irak.

Bei Naturkatastrophen ist die logistische Unterstützung von Militärverbänden unproblematisch, da sich bei einer Zusammenarbeit meist keine Sicherheitsprobleme für die zivilen Helfer oder die betroffene Bevölkerung ergeben. In einem Konfliktfall aber muss man sich fragen, ob Soldaten wirklich unparteiische Hilfe leisten? Ob sie neutral sind? Gar unabhängig? Mitnichten. Das Militär handelt stets als verlängerter Arm der Politik und diese ist immer geleitet von staatlichen Interessen. Das Wohl der Not leidenden Bevölkerung wird so den politischen Absichten untergeordnet. Wenn Soldaten angeblich »humanitäre« Hilfe leisten, tun sie dies, weil ihre Vorgesetzten die Sympathie der Bevölkerung im Auge haben. Weil sie die Truppe schützen wollen. Ein sehr verständliches Anliegen aus ihrer Sicht. Mit humanitärer Hilfe, die ausschließlich das Wohl und die Interessen der Bedürftigen verfolgt, hat das allerdings wenig zu tun.

Die Mitarbeiter der Organisation bestehen zudem auf einer eigenen, unabhängigen Lageeinschätzung vor Ort. Im Klartext heißt das: Sie fahren in die entsprechende Region, analysieren die Situation, ziehen ihre Schlüsse und legen fest, wie viel eigenes Personal und Material für einen bestimmten Hilfseinsatz benötigt werden. Was sie nicht tun, ist, auf Geheiß der jeweiligen Regierung Hilfsgüter zu schicken und sie ohne Kontrolle verteilen zu lassen. Zu groß ist die Angst vor dem Missbrauch. Fragen nach dem »wo, wann, wie, warum, wie lange und für wen« bestimmt die Organisation selbst.

—

In einigen Ländern und Regionen allerdings, wie Tschetschenien, Afghanistan oder Irak steckt die humanitäre Hilfe seit

Jahren in einer Zwickmühle. Gezielte Anschläge, Morde und Entführungen in den vergangenen Jahren verhindern heute oftmals die ständige Anwesenheit von ausländischen Mitarbeitern – eine bittere Lektion für die Nichtregierungsorganisationen. Im Fahrwasser der großen internationalen Politik, die dem islamistischen Terror den Kampf angesagt hat, kenterte sozusagen das kleine Boot der Helfer. Seitdem probieren die humanitären Organisationen neue Ansätze aus, die eine ständige Präsenz westlicher Mitarbeiter nicht unbedingt erfordern. »Ferngesteuert« heißen diese Projekte, die Hilfe zwar weiterhin ermöglichen, doch einen gewissen Kontrollverlust dafür in Kauf nehmen. Dabei geht es übrigens nicht nur darum, die westlichen Helfer nicht zu gefährden. Auch die einheimischen Kollegen riskieren weniger, wenn die Verbindung zu einer westlich geprägten Organisation nicht offenkundig ist.

Unparteilichkeit, Unabhängigkeit und Neutralität bieten in diesen Ländern kaum noch Schutz, weder für die Helfer noch für die betroffene Bevölkerung. Zumindest zurzeit nicht. Die Prinzipien deshalb über Bord zu werfen, wäre dennoch falsch. Nur im ständigen Dialog mit allen Parteien, die an einem Konflikt beteiligt sind oder ihn beeinflussen können, ist es möglich, wieder größeren Spielraum für unabhängige humanitäre Hilfe zu gewinnen.

Danksagung

Ohne die stundenlangen Gespräche mit Peter Buth, Katrin Hasselmann, Dr. Volker Herzog, Dr. Matthias Hrubey, Christian Katzer, Dr. Marieluise Linderer, Dr. Ulrike von Pilar und Petra Wünsche wäre dieses Buch niemals entstanden. Ihnen bin ich zu größtem Dank verpflichtet. Geduldig haben sie all meine Fragen beantwortet, in alten Aufzeichnungen gewühlt, Briefe und Tagebücher hervorgekramt und sich ihren Erinnerungen und damit verbundenen Gefühlen gestellt. Die Offenheit, mit der sie über ihre Erfahrungen gesprochen haben, hat mich tief beeindruckt.

Verbunden bin ich ihnen auch dafür, dass sie mir wertvolle Hinweise auf Personen gegeben haben, die ich zu bestimmten Aspekten der jeweiligen Projekte befragen konnte, wie Prof. Dr. Daniel Bausch, Luis Encinas, Markus Fritz, Dr. Ula Maniewski, Dr. Moses Massaquoi, Henrike Meyer, Anne Pillot oder Ewald Stals. Auch ihnen danke ich für ihre Offenheit und unkomplizierte Zusammenarbeit.

Marion Bohn, Regine Czycykowski, Marion Fischer, Gaby Frank, Prof. Dr. Brigitte Geißler-Piltz, Maria Heisig und Walter Kunis haben vorab Teile des Buches gelesen. Sie alle haben mir wertvolle Anregungen gegeben und mir durch ihre kritischen Kommentare geholfen, zahlreiche Fehler zu vermeiden. Dafür und für ihre Geduld bin ich ihnen sehr verbunden.

Ein besonderer Dank geht an Kattrin Lempp, Pressechefin von »Ärzte ohne Grenzen«, die dieses Buchprojekt von Anfang an unterstützt und mir viele hilfreiche Hinweise gegeben hat. Ebenso danke ich Christiane Löll von der Pressestelle, die mir mit ihrer unkomplizierten Art die Arbeit sehr erleichtert hat. Auch dem Fotografen Sebastian Bolesch gebührt an dieser Stelle ein großer Dank.

Lange bevor ich den ersten Satz für dieses Buch schrieb, hat mich Rea Schulz-Messing maßgeblich darin unterstützt, entscheidende Weichen für dieses Projekt zu stellen. Barbara und Otto Lempp ließen mir einen entscheidenden Tipp für dieses Buch zukommen, für den ich mich hiermit ganz herzlich bedanken möchte. Ohne Gerlinde Unverzagt hätte ich niemals meine Agentin Sigrid Bubolz-Friesenhahn kennengelernt, die sich mit großem Nachdruck für dieses Buch eingesetzt hat. Danken möchte ich auch Christel Gehrmann, meiner Lektorin, bei der ich mich von Anfang an sehr gut aufgehoben fühlte.

Ganz besonders verbunden bin ich meinem Mann. Er hat mich in jeder Hinsicht durch die Zeit des Schreibens getragen: mit seiner unendlichen Geduld, seiner Zuversicht und seinem wunderbaren Humor, der immer wieder ungeahnte Energien freisetzt.

Petra Meyer